RECHERCHES

POUR SERVIR A L'HISTOIRE

DE L'HYDRAMNIOS

(PATHOGÉNIE)

PAR

Paul BAR,

Docteur en médecine de la Faculté de Paris,
Ancien interne des hôpitaux et de la Maternité.

PARIS

ADRIEN DELAHAYE et E. LECROSNIER, ÉDITEURS

Place de l'École-de-Médecine

1881

RECHERCHES

POUR SERVIR A L'HISTOIRE

DE L'HYDRAMNIOS

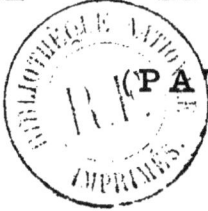

(PATHOGÉNIE)

PAR

Paul BAR,

Docteur en médecine de la Faculté de Paris,
Ancien interne des hôpitaux et de la Maternité.

———⁓⁓⁓———

PARIS

ADRIEN DELAHAYE et E. LECROSNIER, ÉDITEURS

Place de l'École-de-Médecine

—

1881

RECHERCHES POUR SERVIR A L'HISTOIRE

DE

L'HYDRAMNIOS

(PATHOGÉNIE)

AVANT-PROPOS

L'hydramnios est peut-être la complication de la grossesse dont la pathogénie a été le moins étudiée jusqu'à présent, du moins en France. En effet, dans les livres classiques on consacre à peine quelques lignes à son étude ; et tous les auteurs sont d'accord pour reconnaître que cette affection est une de celles dont la pathogénie est la plus obscure.

Il n'en est pas néanmoins qui méritent plus l'attention, car l'étude de la pathogénie de l'hydramnios touche à toutes les questions de physiologie et de pathologie fœtales dont chacun proclame l'importance, mais que bien peu étudient; de plus, au point de vue du diagnostic, cette complication nous semble mériter la

même place que celle que les médecins accordent à
l'œdème, à l'ascite, etc.

Nous avons pu pendant notre internat recueillir dans
le service de notre maître M. Tarnier, quelques observations, qui nous ont semblé présenter de l'intérêt ;
M. le Dr Budin a bien voulu mettre à notre disposition
plusieurs pièces anatomiques, qu'il avait recueillies à
l'hôpital des Cliniques, dans le service de M. le professeur
Depaul ; nous avons dès lors songé à consacrer à l'étude
de l'hydramnios notre thèse inaugurale.

Après avoir lu tout ce qui, à notre connaissance, avait
été publié à l'étranger sur ce sujet, nous avons pu nous
convaincre qu'il était nécessaire de reprendre toutes
les recherches expérimentales qui avaient été faites jusqu'ici, et de soumettre à une critique sévère les assertions
données par les auteurs. Nous ne nous sommes servi
que des matériaux recueillis par nous-même, et de
ceux dont nous avons pu contrôler l'exactitude. Ce
n'est pas que nous voulions rejeter tout ce qui a été publié avant nous, mais nous avons pensé qu'il serait
plus intéressant d'apporter quelques documents nouveaux, que de faire ici une simple œuvre de compilation.

Nous avons surtout étudié un certain nombre de
points et nous sommes entré à leur propos dans de
longs développements ; nous n'avons fait qu'indiquer
les questions sur lesquelles nous n'avions pas fait des
recherches spéciales.

Nous nous contentons, une fois pour toutes, de renvoyer
le lecteur qui serait soucieux de connaître toute la bi-
bliographie de l'hydramnios à un récent mémoire publié par M. Charpentier (Archives de tocologie, 1880).

Notre mémoire sera divisé en deux parties : 1° nous étudierons les origines du liquide amniotique : nous pensons que cette étude de physiologie rendra plus claire l'interprétation que nous croirons devoir donner des observations relatées dans la seconde partie de notre thèse.

2° Cette seconde partie sera exclusivement réservée à l'étude de la pathogénie de l'hydramnios.

PREMIÈRE PARTIE

Des origines du liquide amniotique

SECTION PREMIÈRE

ORIGINES DU LIQUIDE AMNIOTIQUE

DIVISION

Il n'est pas de théorie qui n'ait été proposée touchant l'origine du liquide amniotique, et on n'a reculé devant aucun argument, si bizarre qu'il puisse être, pour les étayer.

Depuis vingt ans seulement, les auteurs, pour la plupart étrangers, se sont adressés à l'observation et à l'expérience, pour porter un peu de lumière sur cette partie de la science. Malheureusement, dans leurs travaux, les médecins semblent avoir le plus souvent oublié que l'expérimentateur ne doit avoir aucune idée préconçue, et ils paraissent n'avoir entrepris leurs recherches que pour établir une théorie qu'ils reconnaissaient d'abord comme vraie. Aussi sommes-nous, dès le début, obligé d'avouer que si des faits intéressants ont été constatés en grand nombre, si des expériences des plus ingénieuses ont été instituées, les conclusions générales, que l'on a cru pouvoir émettre, sont toutes plus ou moins sujettes à contestation, et la question de l'origine du liquide amniotique n'est guère moins obscure qu'il y a vingt ans, bien que nous ayons à notre disposition une quantité beaucoup plus considérable de documents. Les théories qui ont été émises touchant l'origine du liquide amniotique peuvent être divisées en trois grandes classes :

Ire classe. — Le liquide amniotique est un produit d'*origine fœtale*.

IIe classe. — Le liquide amniotique est produit par l'*organisme maternel*.

IIIe classe. — Le liquide amniotique et à la fois un produit *d'origine maternelle et d'origine fœtale*.

Si nous voulions écrire l'historique de la question, il nous faudrait faire dans chacune de ces classes de nombreuses subdivisions : une telle étude, en faisant ressortir les contradictions qui existent entre les auteurs, montrerait bien que les résultats obtenus jusqu'à ce jour sont presque nuls ; mais il nous paraît préférable de négliger, pour le moment du moins, toutes les théories qui ont été soutenues. Nous nous contenterons d'exposer les expériences qui ont été entreprises, en nous bornant à juger leur valeur et à les vérifier le plus souvent qu'il nous sera possible. Quand nous aurons terminé ce travail, nous pourrons mieux apprécier les théories qui ont été émises par nos devanciers et essayer de préciser dans quelles limites des conclusions peuvent être formulées.

I

LE LIQUIDE AMNIOTIQUE PEUT PROVENIR DU FŒTUS.

Si le liquide amniotique tire son origine du fœtus ou de ses annexes, on ne peut à priori émettre que les hypothèses suivantes. Le liquide amniotique peut être dû :

A. A *la sécrétion urinaire* et à *l'excrétion de l'urine dans la cavité de l'amnios.*

B. A *la secrétion de la peau.*

C. A une *transsudation* des parties liquides du sang fœtal à travers la membrane de l'amnios.

D. A une *sécrétion particulière de l'amnios.*

Nous allons étudier successivement ces hypothèses et essayer de déterminer leur valeur.

A

DE LA SÉCRÉTION URINAIRE PENDANT LA VIE INTRA-UTÉRINE ET DE L'EXCRÉTION DE L'URINE DANS LA CAVITÉ DE L'AMNIOS.

La sécrétion des reins n'est pas une fonction absolument nécessaire pendant la vie intra-utérine, et on conçoit facilement que le fœtus puisse vivre et se développer sans que les reins agissent.

En effet, il est possible que le placenta, qui est l'organe dans lequel se passent les fonctions de la respiration chez le fœtus, soit aussi pour ce dernier l'organe par lequel les produits de désassimilation sont éliminés de l'organisme fœtal, et que les reins soient aussi inactifs chez lui que les poumons.

Cependant, aujourd'hui il est peu de médecins qui n'admettent la sécrétion rénale, et de fait les preuves qu'on en a données sont si nettes et si évidentes, qu'il nous paraîtrait oiseux de vouloir reprendre *ab ovo* cette question, qui doit être aujourd'hui considérée comme jugée.

Nous exposerons rapidement les arguments qui ont été apportés en faveur de la sécrétion rénale, nous contentant d'insister sur les quelques points que nous pouvons appuyer sur des observations personnelles.

Pour prouver que les reins agissent pendant la vie intra-utérine, on peut faire appel à trois ordres de preuves.

1° A des observations *anatomiques* démontrant le fonctionnement du parenchyme rénal.

2° Aux faits *pathologiques* que l'on observe.

3° A l'*expérience*.

4° A des *analyses* du liquide amniotique.

1° *Observations anatomiques démontrant que les reins
fonctionnent à l'état normal pendant la vie intra-utérine*

Tout le monde sait que chez la plupart des enfants
qui naissent à terme, et bien constitués, la vessie contient une certaine quantité d'urine ; si on en doutait, il
suffirait de suivre un accouchement dans le cas de présentation du siège pour en acquérir la certitude.

Des recherches très intéressantes ont été faites sur
ce sujet par Dohrn (1), qui a pu formuler les conclusions suivantes.

Il a cathétérisé 39 garçons immédiatement après la
naissance, et il a trouvé 24 fois de l'urine dans la vessie,
soit 61 0/0; chez 36 filles, qu'il a examinées à ce point de
vue, il a trouvé 28 fois de l'urine dans la vessie, soit
77 0/0 ; soit en moyenne générale 69 0/0. En moyenne
il a trouvé 8 cc. 2 d'urine dans la vessie chez les garçons
et 7 cc. chez les filles.

Ces recherches portent à la fois sur des enfants mort-
nés et sur des enfants nés vivants sur lesquels on a

_____

(1) Dohrn. Monatschrift für Geburtskunde, 1867, tome XXIX, p. 105.
Mémoire très court et très remarquable dans lequel l'auteur se borne
à exposer ses recherches.

De nombreuses courbes jointes au texte permettent de saisir d'un
coup d'œil les conclusions de l'auteur.

pratiqué le cathétérisme immédiatement après la naissance.

Sans doute il est regrettable que Dohrn, au lieu de se contenter de publier les conclusions générales de ses recherches, ne nous ait pas présenté un tableau dans lequel il eût mis en parallèle, pour chaque observation, le sexe, l'âge de l'enfant, le temps de la durée de l'accouchement, et le mode de présentation ; néanmoins, on ne saurait admettre, ainsi que quelques auteurs l'ont affirmé, que les quantités d'urine trouvées dans la vessie peuvent s'être formées pendant le travail de l'accouchement, ou pendant le court espace de temps qui a séparé la naissance du moment auquel Dohrn a pratiqué le cathétérisme.

Il est impossible de soutenir que les quantités d'urine trouvées dans la vessie ont été produites pendant l'accouchement ; car si l'on veut bien se reporter au travail même de Dohrn (1), on verra que plus l'accouchement est long et laborieux, moins on trouve d'urine dans la vessie. Les troubles apportés à la circulation placentaire par les contractions utérines, et, à un plus haut degré, les compressions auxquelles se trouve soumis le corps du fœtus pendant son passage à travers la filière pelvienne, loin de favoriser la plénitude de la vessie, amènent l'excrétion de l'urine qui s'y trouve contenue.

L'autre objection serait au premier abord plus sérieuse, si Dohrn avait laissé s'écouler un certain temps entre la naissance et le moment auquel il pratiquait le

(1) Loco citato. Voy. les tableaux, p. 125 et 126.

cathétérisme. Mais l'auteur nous dit lui-même qu'il avait soin d'opérer immédiatement après la naissance.

Ces faits suffiraient à prouver que les reins sécrètent pendant la vie intra-utérine ; car on ne peut tenir compte de cette objection qui consiste à dire que les reins du fœtus ne peuvent sécréter, parce que la pression du sang dans le système circulatoire rénal est insuffisante.

Il n'y a dans cette objection qu'une simple vue de l'esprit, qui ne s'appuie sur aucune recherche physiologique directe.

Mais on peut dire que l'urine trouvée dans la vessie est la seule qui soit sécrétée pendant la vie intra-utérine et que « si l'excrétion rénale existe, elle est minime, sinon accidentelle » (1).

Pour prouver que l'excrétion rénale se fait en quantité non pas minime mais assez considérable, on peut trouver des arguments irréfutables dans l'étude des faits pathologiques.

2° *Faits pathologiques*

a. *Malformations.* — On sait que lorsqu'une malformation produit une obturation des voies urinaires, une hydronéphrose plus ou moins considérable apparaît ; un résultat semblable est obtenu quand l'occlusion de l'urèthre est non pas le résultat d'une malformation, mais celui d'une inflammation agglutinant l'une contre l'autre les lèvres du méat urinaire, par exemple.

(1) Pinard Dict encycl. des sc. méd., art. Fœtus, p. 521.

C'est là un fait qui se trouve aujourd'hui démontré par de nombreuses observations (1).

Les quantités d'urine que l'on trouve alors dans la vessie ou dans les uretères sont assez variables, mais dans certains cas elles peuvent devenir considérables (1 litre, cas de Moreau concernant une grossesse gémellaire de 7 mois : un des enfants était sain ; chez celui qui était mal conformé, l'urèthre manquait) ; en moyenne, on trouve 150 cc. d'urine dans la vessie ou les uretères ; les reins présentent les lésions que l'on trouve chez les adultes lorsqu'il y a hydronéphrose.

L'observation suivante que nous avons recueillie dans le service de M. Tarnier, à la Maternité, nous a paru réunir le cortège de complications que l'on est habitué de trouver dans tous ces cas.

Malformation de l'urèthre, des organes génitaux externes et internes. — Hydronéphrose double. — Dégénérescence kystique des reins. — Malformation du duodénum. (Obs. résumée.)

La nommée St..., âgée de 23 ans, primipare, accouche à la Maternité de Paris, le 29 décembre 1880.

La grossesse a été normale, sans hydramnios ; accouchement naturel.

L'enfant est né vivant, a essayé de faire quelques mouvements respiratoires, puis est mort presque immédiatement.

Ces renseignements m'ont été donnés par la sage-femme qui avait surveillé l'accouchement.

L'enfant me fut présenté seulement le 30 décembre au matin ;

Autopsie. — Enfant pesant 3,880 grammes.

(1) Voyez un intéressant mémoire de M. Depaul, Gaz. hebdomadaire. 1860. Voyez encore le mémoire de Gusserow (Arch. für Gynæk, t. III, On y trouvera un tableau résumant les principales observations publiées jusqu'à ce jour.

Organes génitaux externes. — Les deux grandes lèvres sont accolées l'une à l'autre par leur face interne ; au niveau de leur point d'union on voit un raphé analogue à celui qui existe sur le scrotum, mais plus large, surtout dans sa partie moyenne.

En avant et en haut, le raphé médian vient se terminer sur le bord inférieur d'un appendice long de 3 centimètres, étroit à son point d'insertion, renflé en forme de massue à son extrémité libre.

On ne voit pas trace de prépuce à la partie inférieure de cet appendice ; mais sur le bord supérieur on voit un capuchon légèrement renflé sur la ligne médiane, aplati sur les parties latérales, qui forment deux lamelles membraniformes venant se terminer à la partie supérieure et interne des grandes lèvres.

A l'extrémité de l'appendice que nous venons de décrire, est un orifice obturé par une mince membrane qui s'est rompue sous l'influence d'une pression un peu forte que nous avons exercée sur elle.

Nous avons vu s'écouler par cet orifice une assez grande quantité d'un liquide contenant une masse considérable de débris épithéliaux. L'anus est imperforé. (1)

En voyant cette disposition anatomique des organes genitaux externes, on devait immédiatement croire que l'enfant était du sexe masculin, les testicules n'étant pas descendus dans les bourses ; telle était tout au moins l'opinion qui avait été émise par la sage-femme qui avait surveillé l'accouchement. Cependant un examen attentif permettait de reconnaître qu'il n'en était pas ainsi.

Ce qui avait été pris pour la verge n'était pas autre chose que le canal de l'urèthre qui, distendu par l'urine, était venu faire une saillie de 3 centimètres, saillie qui était recouverte par le clitoris et la partie supérieure des petites lèvres. La vulve était imperforée.

L'examen des organes genitaux internes montra l'exactitude de cette interprétation.

Appareil urinaire. — La vessie est extrêmement distendue ; elle s'élève jusqu'au dessus de l'ombilic, ses parois sont trois fois plus épaisses qu'à l'état normal. L'orifice par lequel le canal de l'urèthre s'ouvre dans la vessie est très étroit, mais immédiatement

(1) Le moulage des organes génitaux externes et les pièces anatomiques sont déposés au musée de la Maternité.

au-dessous, le canal de l'urèthre forme une large poche s'étendant jusqu'à l'orifice externe, qui est obturé.

Les deux uretères sont très dilatés ; celui du côté droit beaucoup plus que celui du côté gauche.

Les calices et les bassinets sont très distendus, surtout du côté droit.

Les reins sont très altérés. Le rein droit est presque méconnaissable, et réduit à l'état d'une simple membrane épaisse de 1/2 centimètre, étalée à la partie supérieure de l'uretère de ce côté.

Le rein gauche moins malade présente de nombreux kystes.

L'examen histologique des reins nous a montré une dégénérescence kystique de tous les canalicules urinaires. Les glomérules de Malpighi sont aplatis, tandis que leurs capsules sont très dilatées par le liquide ; en un mot, toutes les lésions de l'hydronéphrose ancienne.

La quantité de liquide contenu dans les deux uretères et la vessie peut être estimée à 300 grammes.

Le liquide ne contenait pas d'albumine, mais il contenait de l'urée.

Appareil digestif. — L'œsophage vient s'ouvrir librement dans l'estomac qui n'est pas dilaté et ne peut être distingué que par l'épaisseur de ses parois.

Au point où la première portion du duodénum se continue avec la seconde, on voit le canal intestinal s'arrêter tout à coup.

La deuxième et la troisième portion du duodénum sont remplacées par un cordon fibreux imperméable.

La première portion du rectum se termine par un canal fibreux, à parois épaisses, qui vient s'ouvrir dans le bas-fond de la vessie.

Appareil génital interne. — A gauche de la vessie on trouve l'ovaire gauche sur lequel est une vésicule de Graaf en voie de développement. Le pavillon et le tiers externe de la trompe de ce côté sont bien constitués. Mais toute la partie interne de la trompe de ce côté, l'utérus, l'ovaire et la trompe du côté droit aplatis entre la vessie distendue et la paroi abdominale, ne peuvent être vus que si on excise les ligaments larges. On peut alors par transparence voir tous ces organes. L'utérus n'est plus constitué que par une couche de fibres musculaires ; sur tous les points qui lui correspondent, la membrane est un peu plus épaisse et opaque.

Il est possible de reconstituer en grande partie le processus suivant lequel toutes ces malformations se sont développées.

La cause originelle a dû être l'imperforation du méat urinaire, qui était obturé au même titre que l'orifice vulvaire et l'anus.

A la suite de cet obstacle, une distension énorme de la vessie, des uretères et une dégénérescence kystique des reins se sont produites.

Enfin, à la suite de la compression exercée par la vessie sur les organes génitaux internes, et il y a eu atrophie de ces derniers ; nous avons vu que les seules parties normalement développées étaient l'ovaire gauche et la partie externe de la trompe gauche, qui, situées sur la partie latérale de la vessie, avaient échappé à la compression.

Toutes les observations qui ont été publiées sont analogues, au moins dans les grandes lignes, à celle que nous venons de rapporter. Or, l'étendue des lésions, leur marche, sont tellement identiques à ce qui se produit chez l'adulte, quand il y a un obstacle à l'excrétion de l'urine, qu'il nous semble impossible de contester l'énergie de la fonction rénale pendant la vie intra-utérine.

Cependant les adversaires de l'opinion que nous soutenons rejettent complètement cet ordre de preuves en disant que :

A. Ces faits sont sans valeur, parce que ce sont des cas de malformation, qui ne peuvent servir à prouver un fait physiologique.

B. Que du reste, le liquide contenu dans les voies urinaires ne présente pas la constitution de l'urine.

C. Que la quantité du liquide amniotique n'est pas diminuée dans ces cas.

Il est facile de répondre à ces objections et de montrer leur peu de valeur.

A. *Ces cas de malformation ne peuvent servir à expliquer les faits physiologiques.* — Cette objection aurait une grande valeur, si l'on portait la discussion sur des faits dans lesquels les glandes rénales sont elles-mêmes mal formées; mais il n'y a rien de semblable dans les cas auxquels nous avons fait allusion.

Les reins ne sont pas mal formés, mais modifiés par un processus pathologique trop connu pour qu'il soit besoin de le discuter.

La malformation ne porte ici que sur les voies d'excrétion de l'urine, et ils donnent lieu à des accidents tout aussi capables de prouver la secrétion urinaire qu'une malformation existant sur le tronc de la veine crurale, par exemple, donnant lieu à de l'œdème par arrêt dans la circulation du sang, pourrait servir à prouver que le sang circule dans les veines, en se dirigeant vers le cœur.

B. *Le liquide contenu dans les voies urinaires ne présente pas la constitution chimique de l'urine.* — C'est là une objection qui s'appuie sur des assertions purement gratuites.

Les analyses de ce liquide ont été peu faites, mais il n'est pas d'observations d'analyses dans lesquelles on n'ait trouvé de l'urée.

Exemple. Cas de *Prout :* on a trouvé de l'acide urique, de l'urée, de l'albumine.

Cas de *Freund* : urée, albumine, pas d'acide urique.

Cas de *Jany* : urée, pas d'acide urique, albumine.

Cas de *Dohrn* : n° 1, chlore, urée; n° 2, chlore, urée.

Cas de *Bar* : urée, (voy. observation ci-dessus).

Dira-t-on que la présence de l'urée dans ce liquide n'a aucune signification, parce que les autres liquides épanchés dans les cavités séreuses du fœtus en contiennent?

Nous répondrons à cette objection en citant l'observation de *Jany* dans laquelle il y avait à la fois ascite et hydronéphrose. Le liquide ascitique ne présentait pas de traces d'urée, tandis qu'il y en avait dans celui qui était contenu dans les voies urinaires.

C. *Dans les cas où il y a occlusion des voies urinaires, la quantité de liquide amniotique ne présente aucune modification.* — Cette objection repose sur un fait vrai, car si quelques auteurs signalent une diminution de la quantité du liquide amiotique, la plupart disent que de ce côté il n'y a rien à remarquer.

Nous répondrons que cela prouve seulement que l'excrétion de l'urine n'est pas la seule source du liquide amniotique.

Nous avons dit que l'on trouvait généralement de 150 à 200 grammes d'urine en amont de l'obstacle. Peut-on dire que cette quantité représente toute la masse d'urine que peut sécréter le fœtus pendant la vie intra-utérine? Il n'en est rien, car il est bien certain qu'au fur et à mesure que les reins sont refoulés, aplatis, détruits par la compression à laquelle ils sont soumis, le champ de la secrétion rénale va diminuant de plus en plus ; le liquide est alors sécrété en très petite quantité. Aussi croyons-nous pouvoir admettre que les quantités de liquide trouvées dans la vessie à l'autopsie d'enfants nouveau-nés atteints d'hydronéphrose *sont de beaucoup inférieures* à celles qui normalement sont sécrétées pendant la vie intra-utérine entière.

C'est l'état des reins qui règle pour ainsi dire la sécrétion ; moins la désorganisation est grande et plus les uretères se laissent dilater, plus on trouvera de liquide dans leur intérieur, ce qui explique les grandes variétés qui existent dans les chiffres donnés par les auteurs.

b. *Preuves tirées de la présence d'infarctus uratiques dans les reins des fœtus.* — A côté des faits que nous venons de rapporter nous en citerons d'autres qui nous paraissent être assez importants, bien qu'ils aient été encore peu étudiés. Nous voulons parler des infarctus rénaux que l'on trouve quelquefois, quoique rarement, chez les fœtus mort-nés.

L'histoire des infarctus rénaux chez les nouveau-nés est relativement récente, car ils paraissent avoir été signalés pour la première fois par Vernois (1).

Depuis cette époque plusieurs mémoires importants ont paru sur la question, et aujourd'hui il semble généralement admis que ces infarctus, qu'ils soient le résultat d'une modification toute physiologique comme le veut Virchow, ou d'une altération pathologique de tout l'organisme, comme le soutient Parrot, ne se rencontrent que chez les enfants nouveau-nés.

(1) Vernois. Etudes phys. et cliniques pour servir à l'histoire des bruits des artères. Th. Paris, 1837, p. 137.

Il y a dans cette expression de nouveau-né quelque chose d'un peu forcé, car on peut trouver des infarctus rénaux chez des fœtus mort-nés.

Déjà plusieurs auteurs, Martin, Hoogeweg et Schwartz, Budin en ont cité des observations; nous-même avons pu en observer deux cas; et, chose curieuse, le cas le plus intéressant d'infarctus du rein, observé chez un fœtus est exposé avec les plus grands détails dans le mémoire de Virchow, auquel on fait toujours allusion quand on veut soutenir que cette lésion ne se rencontre que chez les nouveau-nés.

Nous croyons devoir dire quelques mots des mémoires de Schlossberger, de Virchow et de Parrot, qui marquent les trois grandes étapes parcourues dans l'étude de cette question (1).

Schlossberger (2) a examiné 49 enfants mort-nés ou nouveau-nés.

Sur ces 49 enfants il y en avait 31 mort-nés, ou qui

---

(1) Archiv. für phys. Heilkunde, 1842, Heft 3, Bd. I.

(2) Voyez encore :

Cormack. Edinburgh Monthly Journal, 1845.

Heusinger. Zeitschrift für organ. Physik, II, p. 63.

Œsterlen. Neue Zeitschrift für Geburtskunde, VII, 3.

Meckel. Arch. fur Phys., VII, p. 114 et 123.

Milne-Edwards. Leçons sur la phys., t. VII, 1862, p. 476. L'auteur croit que les cristaux sont de l'urate d'ammoniaque.

Lehman. Précis de chimie phys., trad. franç., 1855. Les cristaux des infarctus ne sont pas de l'urate d'ammoniaque, car ce corps n'apparaît dans les urines que par suite de la fermentation alcaline.

Perret. Société anatomique, 1864, p. 11. Infarctus d'urate de soude chez un fœtus.

Cornil. Société anatomique, même séance.

Vogel. Traité élémentaire des mal. de l'enfance, trad. franç. Paris, 1872, p. 444. Soutient l'opinion de Virchow.

nés vivants avaient vécu moins de deux jours, et 18 qui avaient vécu de 2 à 19 jours ; chez les enfants de la première catégorie, il n'a jamais constaté l'existence d'infarctus uratiques dans les reins : chez les derniers, il a toujours trouvé des infarctus.

Touchant l'interprétation que l'on peut donner de ces faits, l'auteur se borne à dire qu'il a souvent observé chez les enfants qui font le sujet de ses observations, et qui présentaient des infarctus, des signes correspondant à ce qui a été décrit chez nous sous le nom d'athrepsie ; il lui semble que la présence des infarctus peut avoir quelque rapport avec l'atrophie rapide et l'ictère des nouveau-nés.

L'auteur s'étend peu sur l'anatomie pathologique, il décrit bien l'aspect macroscopique de la lésion.

Quelques années après la publication de ce mémoire parut celui de Virchow (1).

Après avoir décrit la lésion au point de vue microscopique et donné ses caractères histologiques, l'auteur essaye d'expliquer sa pathogénie.

Il a toujours trouvé des infarctus rénaux chez les nouveau-nés qui avaient vécu plus de deux jours ; il en conclut que leur existence pourrait servir, au point de vue de la médecine légale, à prouver qu'un enfant a respiré au moins deux jours.

Nous n'entrerons pas dans les explications théoriques données par Virchow, pour démontrer que l'apparition d'infarctus rénaux est liée à la présence de phénomènes

(1) Verhandlungen der Gesellschaft für Geburtshülfe, in Berlin, 1847, p. 170.

purement physiologiques ; car il y a une contradiction flagrante entre les faits qu'il cite et ses conclusions.

Virchow dit, en effet, qu'il a examiné les reins d'un fœtus mort-né, qui présentaient une dégénérescence kystique extrêmement étendue sans que cependant on pût trouver d'obstacles, en suivant le trajet des voies urinaires. L'examen histologique lui montra que les canaux urinifères se trouvaient obstrués par des dépôts uratiques, et « il lui semble difficile de douter que dans ce cas, les kystes des reins ne se soient développés à la suite de l'oblitération des canaux urinifères par les matières uratiques. » Ajoutons que Virchow avait conseillé de donner dans le cas de grossesse ultérieure un traitement alcalin à la mère qui, trois fois déjà, avait eu des enfants mort-nés, atteints de dégénérescence kystique des reins. Il avait pour but d'augmenter ainsi l'alcalinité de l'urine fœtale et d'empêcher la formation des dépôts uratiques. Parrot (1) n'a étudié les infarctus que chez les nouveau-nés, et il regarde cette lésion rénale comme la conséquence d'une modification pathologique de tout l'organisme.

Quoi qu'il en soit, *les infarctus rénaux peuvent se rencontrer chez les fœtus.* A l'exemple donné par Virchow, aux cas signalés par Martin, Hoogeweg et Budin, nous ajouterons les deux faits que nous avons observés.

Le premier fœtus présentait des hémorragies dans plusieurs organes, et sous la peau ; il était mort pendant le travail.

Chez le second, la mort semblait remonter à deux ou

(1) Société médicale des hôpitaux, 1871, p. 101.

trois jours ; il était macéré : nous n'avons pu par l'autopsie trouver les causes de la mort.

Les reins chez ces deux enfants présentaient des traînées jaunâtres, s'irradiant dans la substance corticale ; si par la pression on faisait saillir ces traînées, on voyait sourdre ces grains, que l'on a comparés avec juste raison à de la poussière de pollen.

Examen histologique. — Si on fait une coupe des reins et si on lave ensuite avec soin la préparation, la substance médullaire apparaît comme un véritable crible, dont les espaces clairs sont constitués par la lumière des tubes, qui sont considérablement élargis.

Si on se sert d'un objectif un peu fort et que l'on ait à examiner des pièces recueillies sans avoir subi d'altérations cadavériques, on voit que la surface interne des tubes est tapissée par une couche épithéliale très complète ; les cellules se colorent facilement sous l'influence des réactifs et ne sont nullement imprégnées de matières uratiques, comme le pensait Virchow.

En faisant une coupe longitudinale de la substance médullaire, on peut voir que les tubes collecteurs ne sont pas également dilatés suivant toute leur longueur.

La figure 1, planche I, montre bien la disposition variqueuse des tubes de la substance médullaire.

Cette figure reproduit un fragment de préparation qui n'avait pas été lavée ; aussi la substance uratique est-elle restée dans les tubes.

Ainsi qu'on peut le voir, le revêtement épithélial est presque partout complet.

Dans l'intérieur des tubes, est une masse grenue qui apparaît fortement teintée en jaune si on a coloré la préparation avec du picrocarmin ; mais qui a une teinte noire, si on n'a employé aucun réactif colorant.

L'alcool dissout légèrement ces masses ; l'acide acétique les dissout rapidement, et on voit apparaître ensuite des cristaux caractéristiques. Ce sont ces masses grenues qui constituent les infarctus ; tantôt, ils n'occupent pas toute la lumière du tube urinifère, tantôt, au contraire, le canal en est complètement rempli.

Outre ces dépôts uratiques, on trouve dans les tubes de gros cylindres. A l'aide d'un fort grossissement (voir pl. I, fig. II), on peut voir que ces cylindres sont incomplètement recouverts d'une couche épithéliale, dont les cellules sont colorées en rose sous l'action du picrocarmin et semblent avoir subi une sorte de dégénérescence colloïde. Si on se rapproche de l'axe de ce cylindre, on voit que l'intérieur est formé par des granulations uratiques.

En somme, la lésion ne paraît pas limitée seulement à la substance médullaire, mais les tubuli contorti, les anses de Henle sont également atteints : sur ces derniers tubes, on voit que les cellules épithéliales de revêtement ont subi une dégénérescence colloïde, et des cylindres épithéliaux dont les parties centrales sont formées de masses uratiques peuvent s'en détacher, pour venir s'arrêter dans les parties élargies des tubes collecteurs.

Si on note la grande quantité d'infarctus que contiennent les reins et l'état variqueux des tubes qui indique une formation lente et continue ; si, d'autre part, on tient compte de la petite quantité de matières fixes contenues dans l'urine normale du fœtus, on devra convenir que la *sécrétion urinaire doit se faire avec une grande énergie pendant la vie intra-utérine.*

3° *Preuves expérimentales.*

A tous les faits que nous venons de rapporter, et qui nous semblent prouver d'une manière bien démonstrative la sécrétion urinaire du fœtus, nous pouvons ajouter des preuves d'ordre expérimental.

On connaît les expériences de Fehling (1), de Gusserow (2), de Benicke (3), de Zweifel (4) et de Porack sur le passage, à travers le placenta, des médicaments absorbés par la mère.

Or, on a pensé que si on trouvait des traces de la matière médicamenteuse dans le liquide amniotique et dans l'urine du fœtus, on pouvait en déduire que l'excrétion rénale se faisait pendant la vie intra-utérine.

Les résultats obtenus par les auteurs précédents sont très différents. De plus ces expériences ne peuvent servir à résoudre le point que nous voulons étudier, les phénomènes à constater étant trop nombreux et trop complexes. Il faut, en effet, étudier tout d'abord le mécanisme par lequel les substances médicamenteuses

(1) Arch. für gynæk, Bd 9, p. 313.
(2) Loc. cit. Arch. für gynæk, Bd III.
(3) Verhandlungen der Grazer naturforscher Versammlung.
(4) Berliner Klinischen Wochenschrift, 1874, n° 21.

peuvent passer de l'organisme maternel dans le système fœtal ; ce qui complique inutilement l'expérience, et ne peut qu'en vicier les résultats.

C'est en faisant de semblables recherches, que Fehling a cru pouvoir dire que la sécrétion urinaire ne se faisait pas pendant la vie intra-utérine. Cet auteur, après avoir fait prendre de l'acide salicylique à des femmes enceintes, remarqua que la première urine excrétée par le nouveau né contenait très peu de matières étrangères, mais que la proportion de celles-ci augmentait dans les urines excrétées postérieurement.

De ce fait, Fehling crut pouvoir conclure que la sécrétion urinaire ne commençait qu'après la naissance, et que l'élimination des médicaments absorbés par le fœtus s'accentuait au fur et à mesure que l'excrétion urinaire devenait plus régulière et plus abondante.

Mais il résulte des recherches de Martin et de Ruge que ce fait doit être interprété différemment. Grâce à l'évaporation qui se fait à la surface de la peau et des poumons, les urines sont plus concentrées après la naissance que pendant la vie intra-utérine, et par suite les solutions sont plus fortes.

Dans les expériences de Fehling, la première urine recueillie et analysée avait été sécrétée pendant la vie intra utérine ; elle contenait peu de matériaux fixes et peu de substance médicamenteuse. Les examens ultérieurs ont porté sur des urines sécrétées après la naissance et partant plus concentrées. En résumé, les conclusions de Martin et de Ruge sont de point en point contraires à celles données par Fehling.

(1) Zeitschrift für Geburtshülfe und Frauenkrankheiten, 1876, t. I.

Nous croyons cependant que par l'expérience on peut prouver non seulement que le fœtus urine, mais on peut encore apprécier l'énergie de la fonction rénale.

Pour résoudre ces points, nous avons pensé que la meilleure méthode consistait à injecter au fœtus une matière se diffusant facilement, et à voir au bout de combien de temps, on en trouverait dans les urines.

EXPÉRIENCE

Le 3 juin 1881, nous prenons une lapine pleine qui devait mettre bas huit jours plus tard.

Après avoir ouvert la cavité abdominale et mis à nu l'utérus, nous injectons, avec une seringue de Pravaz, sous la peau de trois des fœtus quelques gouttes d'une solution de ferrocyanure de potassium. Il est facile, avec un peu d'exercice, de saisir le fœtus sur ses parties latérales et d'appliquer son dos contre la paroi utérine ; on peut alors lui faire aisément une injection sous-cutanée.

Au bout de quatre minutes, nous ouvrons un des œufs et prenons le fœtus, nous pouvons nous assurer que l'injection a été faite sous la peau du dos au niveau de l'omoplate. La vessie contient quelques gouttes d'urine qui, traitées par le perchlorure de fer, se colorent fortement en bleu. Les reins traités par le même réactif prennent également une belle couleur bleue. Sept minutes après l'injection, nous prenons les deux autres fœtus ; sur l'un, l'injection avait été faite dans la région fessière ; sur l'autre, elle avait pénétré dans la plèvre droite.

Dans ces deux cas, les reins étaient imprégnés de fer-ocyanure des potasium ; l'urine qui se trouvait dans la vessie, en contenait également, comme nous avons pu nous en assurer, en la traitant par une solution de per-chlorure de fer.

Nous avions donc *la certitude que bien qu'un très court laps de temps se fût écoulé entre le moment de l'injection et celui de l'autopsie, le ferrocyanure de potassium avait déjà passé dans les urines*, ce qui nécessite un fonctionnement actif des glandes rénales.

Pour donner plus de certitude à notre expérience, nous avons cru devoir faire l'examen histologique des reins.

Nous avons adopté la technique suivante.

Immédiatement après les avoir retirés du fœtus, nous mettons les reins dans de l'alcool au tiers ; au bout de deux heures, il est possible d'en faire des coupes ; celles-ci faites, il faut avoir soin de ne pas les placer dans l'eau, mais de les porter directement sur une plaque de verre - alors on les traite avec une solution de perchlorure de fer au centième.

Dans notre cas, nous vîmes la préparation se colorer en bleu. A l'aide d'un faible grossissement, il était possible de voir que c'était à l'imprégnation des cellules des tubes urinifères par du bleu de Prusse, qu'était due la coloration nouvelle prise par la glande rénale, sous l'influence du perchlorure de fer.

En employant un objectif n° 8 et oc. n° 2 (Verrik), nous avons obtenu l'aspect qui est figuré pl. 1, fig. 3.

Le ferrocyanure s'était infiltré dans les cellules qui

tapissent les tubes urinifères, et qui après la réaction du sel de fer sont devenues bleues.

Cette coloration est surtout accentuée à la périphérie des cellules.

Dans les tubes les plus larges, la lumière est libre; mais c'est là une disposition artificielle, due à l'action de l'alcool, car on peut voir, dans la préparation, un grand nombre de tubes de calibre étroit, dont les cellules sont parfois peu colorées, mais dont la lumière est obturée par une petite masse bleuâtre.

De cette expérience, on peut conclure qu'une substance liquide absorbable et diffusible injectée dans la circulation fœtale passe rapidement dans les urines; si au bout de 4 à 7 minutes, le ferrocyanure de potassium a pu traverser l'épithélium des canaux urinifères pour se mêler à l'urine, n'est-ce pas une preuve que les reins *sécrètent et même sécrètent avec une activité comparable à celle des glandes rénales chez un homme adulte,* puisqu'il faut le même temps chez un fœtus et chez un adulte, pour qu'un corps étranger dissous dans le sang et entraîné par la circulation générale apparaisse dans les urines ?

4° *Preuves tirées de la composition chimique du liquide amniotique.*

On a voulu encore chercher une preuve de l'excrétion de l'urine dans la cavité de l'amnios, en comparant la composition chimique de l'urine et celle du liquide amniotique. C'est là une catégorie de preuves auxquelles on ne peut attacher aucune valeur.

En effet, d'après les analyses du liquide amniotique publiées jusqu'à ce jour, ce liquide contient de l'urée. On pourra lire avec intérêt le remarquable article que Prochownick (1) a consacré à ce sujet.

Cet auteur termine ainsi :

« La conclusion certaine que l'on peut déduire de nos recherches est que : 1° le liquide amniotique de l'œuf humain contient de l'urée à tous les moments de la grossesse depuis la sixième semaine.

« 2° Cette urée est un produit fœtal qui est éliminé par la peau et par les reins.

« 3° La quantité d'urée est sûrement, pour le dernier tiers de la grossesse proportionnel à la longueur et au poids du fœtus ; vraisemblablement il en est de même pour les deux premiers tiers de la grossesse » (Page 321.)

Les recherches de Prochownick montrent seulement que le liquide amniotique contient de l'urée et des produits excrémentitiels ; mais rien ne prouve que ces substances ont été éliminées par les reins ou par la peau.

En effet, Fehling (2) qui, lui aussi, a fait un certain nombre d'analyses du liquide amniotique et y a trouvé de l'urée, soutient que la richesse de ce liquide en urée n'est pas plus grande que celle des liquides séreux ; il compare aux analyses de liquide amniotique, celles du

---

(1) Beitrage zur Lehre vom Fruchtwasser und seiner Entstehung. Arch. für Gynæk, tome XI, p. 304. Outre les recherches de cet auteur, on trouvera, dans cet article, un historique très complet de la question. Une partie des tableaux de Prochownick a été reproduite par Pinard, art. Fœtus, du Dict. encyclopédique des sciences médicales.

(2) Loco citato.

sérum du sang (Picard et Fehling), de la lymphe (Wurtz), du sang (Wurtz), du liquide contenu dans les kystes de l'ovaire (Schrœder et Sievert); tous ces liquides contiennent de l'urée. Aussi Fehling se sert-il des analyses qu'il a faites pour soutenir que le liquide amniotique est exclusivement produit par la transsudation des parties liquides du sang fœtal, à travers les parois des vaisseaux ombilicaux et l'amnios.

Fehling nie l'excrétion urinaire pendant la vie intra-utérine, parce que le liquide amniotique contient de l'albumine, tandis que l'urine, chez les fœtus vivants, n'en contient pas.

Cette objection est loin d'avoir une valeur aussi absolue que le pense cet auteur; elle prouve non pas que le fœtus n'urine pas pendant la vie intra-utérine, mais seulement que l'excrétion urinaire n'est pas la seule origine du liquide amniotique.

De plus, les analyses données par les auteurs varient dans des limites très grandes; sans doute, il faut attribuer la plupart de ces variations aux différents procédés opératoires employés par les chimistes, et dont beaucoup ne sont pas à l'abri de l'erreur; mais il faut aussi tenir compte de la résorption rapide à laquelle est sujet le liquide amniotique, point sur lequel nous insisterons plus loin.

Enfin les analyses n'auront de valeur, qu'autant qu'elles se rapporteront à des cas dont l'histoire clinique sera entièrement connue, et à propos desquels toutes les recherches anatomiques possibles auront été faites.

Jusqu'à présent, on ne nous a donné que des moyennes, et ces moyennes sont sans valeur.

Gusserow (1) a accumulé arguments sur arguments et semble s'être donné beaucoup de mal pour démontrer que le fœtus urine dans la cavité amniotique, non pas d'une manière continue et au fur et à mesure que l'urine arrive dans la vessie, mais d'une manière intermittente.

C'est là une question tout à fait accessoire et qui ne nous semble guère mériter les efforts faits par Gusserow pour édifier une théorie, d'ailleurs bien fragile. (Théorie des réflexes).

(1) Loc. cit. Arch. für Gynæck, t. III.

B

LE LIQUIDE AMNIOTIQUE PEUT-IL ÊTRE DU A LA SÉCRÉTION DE LA PEAU DU FŒTUS?

On admet généralement que dans les premiers temps de la vie intra-utérine, alors que les reins ne fonctionnent pas encore, les liquides qui viennent s'accumuler dans la cavité amniotique sont un produit de la sécrétion cutanée du fœtus.

A ce moment, il y a très peu de liquide amniotique autour du fœtus. On voit cependant des cas où cette quantité devient très grande et est de quinze à vingt fois supérieure en poids à celui de l'embryon; il est alors bien difficile d'accuser seulement la sécrétion de la peau.

Schatz (1) a soutenu que dans la deuxième moitié de la vie utérine, la peau avait une grande influence dans la formation du liquide amniotique.

Après avoir lu une observation concernant la présence de l'hydramnios dans un cas de grossesse double, Schatz émit l'opinion que la peau a une action bien plus grande que les reins; que, sans doute, il n'est guère possible de préciser le degré de participation de la peau; mais il est certain, vu la haute température à laquelle est sou-

(1) Verhandlungen des Gynæk, Section der naturforscher. Versammlung zu Breslau, 1874. 19 septembre.

mis le fœtus dans la cavité utérine, que l'évaporation et la quantité de la sueur doivent être plus grandes que chez nous ; de plus, la constitution chimique de l'eau de l'amnios montre que la sueur participe plus à sa formation que les reins.

Après quelques objections que lui avaient faites Spiegelberg et Ebell, Schatz dit d'une manière formelle qu'il « *place au premier rang comme cause de production du liquide amniotique la peau et non les reins.* »

Nous venons de donner tous les arguments fournis par Schatz à l'appui de son opinion. Ils n'ont guère que la valeur de simples hypothèses. Il dit en effet que, par suite de l'élévation considérable de la température fœtale, l'évaporation doit être très considérable, et la sueur très abondante. Ce n'est là qu'une vue de l'esprit ; il est inutile de la discuter. Un seul argument peut avoir de la valeur : c'est celui par lequel Schatz prétend que la composition chimique du liquide amniotique montre que la sécrétion de la sueur joue un rôle plus actif que la sécrétion rénale.

Nous n'avons pu lire qu'un compte rendu, du reste fort détaillé, de la communication de Schatz ; nous regrettons de n'y avoir trouvée mentionnée que l'assertion de l'auteur sans plus de détails. Dans les analyses du liquide amniotique que nous avons lues, nous n'avons rien vu qui semblât appuyer l'opinion de l'auteur allemand.

Du reste, nous ne croyons pas que l'on ait jamais démontré, par des recherches directes, l'action de la peau comme agent sécréteur du liquide amniotique.

Nous avons essayé d'atteindre ce but en injectant dans

les veines d'une lapine pleine du ferrocyanure de potassium, afin de voir si ce corps, après avoir pénétré dans l'organisme fœtal, s'éliminait par la peau pour se mêler au liquide amniotique : nous avons constamment échoué dans ces recherches.

Il est certain que pendant la deuxième moitié de la vie intra-utérine, les glandes sudoripares doivent sécréter au même titre que les glandes sébacées de la peau fœtale.

Mais quelle est l'énergie de cette sécrétion ? La sueur est-elle assez abondante pour que l'on soit en droit de faire de cette sécrétion une des origines du liquide amniotique ?

Nous ne savons rien sur ce point.

Pendant les premiers temps de la vie intra-utérine, avant que les glandes sudoripares ne soient formées, il y aurait une véritable transsudation des parties liquides du sang fœtal à travers le tégument externe. C'est une chose possible, mais non démontrée ; nous serions heureux de voir d'autres expérimentateurs reprendre les recherches que nous avions entreprises et *qui ont toujours été négatives entre nos mains*. Elles seules nous paraissent pouvoir jeter quelque lumière sur la question.

C.

LE LIQUIDE AMNIOTIQUE PEUT-IL ÊTRE PRODUIT PAR LA TRANS-SUDATION DES PARTIES LIQUIDES DU SANG FŒTAL A TRAVERS LA MEMBRANE DE L'AMNIOS?

C'est une des plus vieilles théories qui aient été émises sur l'origine du liquide amniotique.

On peut dire qu'elle est née le jour où Monro, injectant de l'eau chaude dans les vaisseaux ombilicaux du cordon, vit sourdre du liquide à la surface de l'amnios (1).

Cette expérience montrait, en effet, que des liquides injectés dans les vaisseaux ombilicaux pouvaient traverser les parois vasculaires, franchir la gélatine de Wharton et la membrane de l'amnios.

On pouvait dès lors supposer, avec une grande apparence de raison, que les faits observés dans cette expérience se produisaient aussi pendant la vie intra-utérine, sinon à l'état normal, du moins à la suite de certaines conditions pathologiques, qui auraient eu pour effet d'entraver la circulation dans la veine ombilicale. Cependant l'expérience de Monro passa pour ainsi dire inaperçue ; on ne cita plus la théorie qui pouvait s'en dégager que pour la rejeter, sans autre forme de procès.

Depuis plusieurs années, des recherches anatomiques

(1) Med. cases at Society of Edinburgh, t. II, p. 168.

ayant été faites, on en vint à attribuer une importance de plus en plus grande à ce mécanisme, au point de vue de la pathogénie de l'hydramnios.

C'est à Jungbluth (1) que revient le mérite d'avoir rappelé de nouveau l'attention sur ce point, et on peut dire que sa thèse, qui date de 1869, c'est-à-dire de douze ans à peine, a été le point de départ de tous les travaux qui ont été écrits depuis sur la matière.

Nous ne pouvons songer à donner l'historique de ce point spécial, qui a suscité beaucoup trop de travaux : nous reproduirons seulement les résultats les plus importants qui ont été obtenus par les auteurs, et nous nous contenterons de placer en face d'eux l'exposé de nos recherches personnelles.

L'expérience de Monro a été reprise en ces derniers temps par Sallinger (2), qui a fait 25 expériences en employant le procédé opératoire suivant :

Il introduit, dans la veine ombilicale d'un cordon frais, une canule communiquant par un tube de caoutchouc avec un réservoir pouvant être élevé à des hauteurs variables suivant le désir de l'opérateur. On peut ainsi avoir un appareil à pression continue. Dans plusieurs expériences, afin d'éviter la déperdition des liquides par la surface utérine du placenta, Sallinger a saupoudré celle-ci avec du plâtre fin. Inutile d'ajouter que dans ces expériences l'auteur a seulement utilisé des pla-

(1) Thèse de Bonn, 1869.
(2) Thèse de Zurich, 1875.

centas sains et n'ayant pas été déchirés pendant la délivrance. Comme liquide à injection, il a employé tantôt
l'eau pure, tantôt du sang de bœuf défibriné.

Sallinger a vu le liquide injecté transsuder avec une
grande rapidité à travers l'amnios.

C'est ainsi qu'opérant sur un placenta double qui
provenait d'une grossesse gémellaire, il a vu sous une
pression de 125 centimètres suinter en une demi-heure
sur le double placenta (l'injection étant faite dans les
deux veines ombilicales) 3,675 centimètres cubes de liquide.

Ces expériences ne laissent aucun doute sur la facilité avec laquelle des liquides contenus dans la veine
ombilicale, et soumis à une forte pression, traversent les
parois vasculaires, pour venir s'épancher à la surface
de l'amnios.

Nous avons repris ces expériences en nous proposant
le double but suivant :

1° Constater si réellement des liquides injectés dans
les vaisseaux ombilicaux transsudent facilement (quand
ils sont soumis à une faible pression) à travers l'amnios.

2° Déterminer les voies par lesquelles passe le liquide
pour aller de l'intérieur des vaisseaux à la surface de
l'amnios.

Pour atteindre ces deux résultats, nous avons employé comme liquide d'injection une solution de ferrocyanure de potassium.

Nous nous sommes arrêté au choix de ce liquide,
parce qu'il peut traverser les éléments anatomiques
sans les altérer, ni les fixer. Nous nous placions donc
ainsi dans les mêmes conditions, que si nous avions

employé de l'eau pure et chaude, par exemple. Cette
solution nous a paru en plus présenter de grands avan-
tages ; elle permet de déterminer les voies suivies par
les liquides injectés dans leur transsudation.

On sait que si on verse une goutte d'une solution de
sel de fer dans une solution de prussiate jaune de potasse, on obtient une belle coloration de bleu de Prusse.
C'est là une réaction très sensible, et on peut par l'apparition de cette couleur caractéristique déceler des
traces de prussiate de potasse.

Nous avons donc pensé que si nous traitions par un
sel de fer le cordon et l'amnios, à travers lesquels nous
avions vu transsuder une solution de prussiate jaune
de potasse, nous verrions la réaction se produire dans
toutes les parties par lesquelles avait passé le corps injecté, et que nous n'obtiendrions aucun résultat dans
les autres points. Nous espérions ainsi pouvoir déterminer d'une manière précise la nature du phénomène
de transsudation que nous observions, et pouvoir dire
s'il consiste en un simple phénomène de diffusion et
d'imbibition des éléments anatomiques, ou bien si le
liquide suit un système canaliculaire spécial.

Nous avouons que sur ce second point les premiers
résultats que nous avons obtenus ne nous ont donné
aucun renseignement sérieux ; mais nous avons pu,
après un certain nombre d'essais infructueux, arriver
à une technique que nous exposons plus loin, et qui
nous a donné de bons résultats, bien qu'elle soit encore
à améliorer.

1° *Les liquides injectés dans les vaisseaux ombilicaux trans-sudent-ils à travers les parois vasculaires et l'amnios ?* J'ai fait trois expériences, en injectant une solution de ferrocyanure de potassium dans une artère ombilicale : la première fut faite sur les annexes d'un fœtus qui était né avec de l'hydramnios (voy. plus loin obs. II, maladies du cœur) ; au bout de 25 minutes, je n'ai vu apparaître aucune réaction caractéristique, en promenant un pinceau chargé de perchlorure de fer à la surface de l'amnios.

Mêmes résultats, en faisant l'injection sur les deux cordons et placentas provenant de femmes n'ayant pas eu d'hydramnios.

Je crois donc pouvoir dire que bien que j'aie exercé une pression assez forte et continue, il n'y a pas eu de transsudation des liquides injectés.

2° J'ai fait dans trois cordons et placentas, provenant d'accouchements sans hydramnios, une injection dans la veine ombilicale.

Au bout de cinq à dix minutes, j'ai vu le liquide suinter à la surface du cordon et de la partie de l'amnios qui correspondait au placenta.

En promenant à la surface de ces membranes un pinceau chargé de perchlorure de fer, j'ai vu apparaître une coloration bleue très intense. L'exosmose semblait se faire surtout au niveau des gros vaisseaux, qui étaient situés à la face fœtale du placenta et que l'on voyait par transparence à travers l'amnios.

J'ai répété dernièrement pour la quatrième fois cette expérience sur un cordon et un placenta provenant d'un accouchement avec hydramnios; pièces anatomiques que je dois à l'obligeance de mon collègue Berthaut, interne de M. Tarnier.

J'ai obtenu les mêmes résultats.

De ces expériences dont les résultats sont conformes à ceux donnés par Sallinger, je crois pouvoir conclure :

1° *Que, sous une certaine pression, les parties liquides contenues dans la veine ombilicale peuvent transsuder dans la cavité amniotique.*

2° *Que sous une pression égale, les liquides ne transsudent pas à travers les parois des artères ombilicales.*

Quelle est la pression nécessaire pour obtenir ces résultats? Quelle est la quantité de liquide qui peut ainsi transsuder à travers l'amnios? Je n'ai pas fait de recherches spéciales sur ces deux points, parce qu'il m'a paru impossible d'assimiler les expériences *post mortem* à ce qui se produit pendant la vie, et si une certaine pression est nécessaire pour atteindre un résultat dans les expériences, rien ne prouve qu'une pression semblable soit nécessaire pendant la vie.

La quantité de liquide qui peut ainsi transsuder, m'a paru être assez notable; cependant j'incline à croire que les chiffres donnés par Sallinger doivent être considérés comme exceptionnels, si, dans ses recherches, il ne s'est glissé aucune cause d'erreur.

De ces expériences seules peut-on conclure que, pendant la vie, il suffise d'une augmentation de pression dans la veine ombilicale, pour voir une transsudation se produire? Sans aucun doute, non.

Mais, si on observe une augmentation de la quantité de liquide amniotique, quand cette pression est accrue,

on peut admettre que les phénomènes réalisés par
l'expérience se produisent également pendant la vie.

C'est de cette idée qu'est née une théorie de l'hydramnios, théorie que nous croyons vraie, en partie du moins,
bien qu'on ait voulu à tort l'appliquer à tous les cas.
Nous ne pouvons donc séparer dans ce chapitre l'étude
des origines du liquide amniotique, de celle de la pathogénie de l'hydramnios.

La réalité de la transsudation des liquides à travers
l'amnios étant admise, quelles sont les conditions nécessaires pour qu'elle se produise ?

Nous nous trouvons en face de plusieurs théories
très compliquées que nous allons essayer de résumer le
plus clairement possible.

1° *Théorie de Jungbluth* (1). — Cet auteur prétend que
sur la face fœtale du placenta, il y a dans la couche mem-
braneuse, immédiatement accolée à la face profonde de
l'amnios, un réseau capillaire sanguin, en communication directe avec les vaisseaux ombilicaux, et qu'il a pu
voir en l'injectant avec de la gélatine colorée par du
bleu de Prusse. Il a donné à ces vaisseaux le nom de
vasa propria.

Ce réseau capillaire a une évolution spéciale pendant
la grossesse. En effet, pendant la première moitié de
celle-ci, les canalicules sanguins qui le constituent sont
perméables au sang ; mais, vers le milieu de la grossesse, on voit ces vaisseaux s'atrophier et devenir im-

(1) Thèse de Bonn, 1869.

perméables ; si bien qu'au moment de l'accouchement, les vasa propria ont disparu.

D'après Jungbluth, l'existence de ce réseau capillaire présente une grande importance, au point de vue des origines du liquide amniotique ; car, normalement, il y a un excès de pression dans le système de la veine ombilicale, et les parties liquides du sang transsudent à travers les parois des vaisseaux capillaires, pour venir s'épancher dans la cavité de l'amnios ; cette transsudation abondante serait l'origine du liquide amniotique.

Nous avons dit que, d'après Jungbluth, ces vaisseaux s'oblitéraient à partir du milieu de la grossesse. Donc, plus la grossesse sera avancée, moins la transsudation sera abondante.

Mais supposons qu'à la suite d'un processus pathologique spécial, ces vaisseaux capillaires, au lieu de s'obturer, restent perméables jusqu'à la fin de la grossesse ; qu'en résultera-t-il ? La transsudation se continuera jusqu'au moment de l'accouchement, en plus grande abondance qu'à l'état normal ; il y aura exagération de la quantité de liquide amniotique, et par suite hydramnios.

Telle est, dans ses grandes lignes, la théorie de Jungbluth.

A côté de cette théorie, nous devons placer immédiatement, pour poser de suite le débat sur son vrai terrain, la théorie de Sallinger (1).

2° *Théorie de Sallinger*. — Cet auteur admet que pendant les premiers temps de la vie intra-utérine, le li-

(1) Thèse de Zurich, 1875.

quide amniotique est un produit d'excrétion de la peau
du fœtus. Plus tard, quand l'amnios est accolé au chorion, il faut tenir compte de la sécrétion urinaire du
fœtus ; mais c'est la transsudation, qui se fait à travers
les parois de la veine ombilicale, qui doit être considérée comme la source principale du liquide amniotique ;
il s'appuie, pour soutenir cette opinion, sur les expériences que nous avons citées plus haut. Plus la tension
sera grande dans la veine ombilicale, plus la transsudation sera abondante, plus la quantité de liquide
amniotique produit sera considérable.

Supposons une lésion fœtale d'ordre pathologique ou
tératologique, qui ait pour effet d'entraver la circulation en retour qui se fait dans la veine ombilicale, et
qui augmente la pression dans ce vaisseau ; la transsudation prendra des proportions anormales, il y aura
de l'hydramnios.

Le même résultat sera obtenu, s'il y a un excès de
quantité de sang chez le fœtus.

Il y a entre ces deux opinions un point de contact ;
les deux auteurs admettent, en effet, la transsudation à
travers les parois vasculaires et l'amnios, mais leurs
théories diffèrent sur la nature de la cause de cette
transsudation.

Jungbluth pense que le réseau de vasa propria est
nécessaire pour que ce phénomène puisse se produire ;
de plus, il admet que dans l'hydramnios, c'est la perméabilité continuelle du réseau de capillaires qui est la cause
primitive. Si ceux-ci s'étaient atrophiés, il n'y aurait pas
eu hydramnios ; ils n'ont pas disparu, cette complication
apparaît.

Sallinger nie les vasa propria de Jungbluth, et par
conséquent le processus décrit par cet auteur. Ce n'est
pas la perméabilité d'un réseau capillaire, dont l'existence serait problématique, qui est cause de l'hydramnios ; c'est la présence chez le fœtus d'une lésion pathologique, augmentant la tension dans la veine ombilicale ; ce sont les différents degrés de tension dans cette
veine qui expliquent les variations de la quantité de
liquide amniotique que l'on trouve à l'état normal, vers
la fin de la grossesse.

Comment juger ces deux théories que nous quali-
fierons volontiers de fondamentales, car la plupart des
mémoires écrits depuis semblent avoir été consacrés à
défendre l'une pour condamner l'autre ?

Voici, en quelques mots, comment elles ont été jugées
par les auteurs. L'opinion de Jungbluth a généralement reçu en Allemagne un accueil favorable, et on
semble l'avoir acceptée sans discussion; mais il faut bien
le dire, ses recherches ont été peu vérifiées et on paraît
les avoir acceptées ou rejetées de parti pris, suivant
qu'elles étaient favorables ou contraires aux théories
soutenues sur la genèse du liquide amniotique. Parmi
ceux qui ont eu à cœur de vérifier par des recherches
personnelles les théories de Jungbluth et de Sallinger,
nous citerons particulièrement Winkler (1), Levison (2),
qui a écrit une remarquable thèse sur l'hydramnios et
Weil (3), de Strasbourg.

(1) Winkler. Arch. für Gynæk, t. IV.

(2) Levison. Bidrag til Laeren our Fastervandet ogden abnorme faro-
gelse of dettes maengde. Copenhague, mai 1873. Thèse écrite en da-
nois. Rseferat. Arch. für Gynæk, t. IX.

(3) Thèse Strasbourg, 1877.

Winkler (1) nie l'influence des vasa propria de Jung-bluth, et, en un point de son mémoire, il conteste même leur existence.

Il décrit un réseau de canalicules lymphatiques, aux-quels il fait jouer le même rôle que Jungbluth à ses vaisseaux. Après ce mémoire, Jungbluth a cru devoir maintenir ses conclusions, sans apporter d'arguments nouveaux.

Levison qui a fait des examens histologiques des membranes dans plusieurs cas d'hydramnios, se range à l'avis de Jungbluth.

Weil a fait sa thèse sous l'inspiration de Waldeyer.

Après avoir analysé le liquide amniotique dans un cas d'hydramnios, il admet le réseau de vasa propria, car M. Waldeyer les aurait trouvés dans l'observation n° I de son mémoire.

Puis, ayant à prendre parti entre les deux opinions de Jungbluth et de Sallinger, il rejette la seconde parce que, dans ses observations, il n'a trouvé aucune cause de troubles circulatoires chez les fœtus.

Enfin, il incline à penser que les troubles circula-toires que l'on observe dans l'organisme maternel ou dans l'organisme fœtal doivent être considérés comme une conséquence mais non comme une cause de l'hy-dramnios.

Examinons maintenant au point de vue critique ces diverses opinions.

Weil nous dit que dans les deux observations qu'il a recueillies, il n'a rien trouvé chez les fœtus qui pùt

_____

(1) Arch. für Gynæk, t. IV.

occasionner un trouble circulatoire ; mais sur les deux observations qu'il rapporte, l'une a trait à un enfant mort né d'une femme syphilitique ; l'autre à un enfant qui a succombé 24 heures après la naissance; n'aurait-il pas existé chez ces deux fœtus quelque altération que le microscope eût peut-être permis de reconnaître ? L'auteur ajoute en quelques lignes, que M. Waldeyer a dans une observation trouvé les vasa propria de Jungbluth. J'ai à ce sujet consulté M. Waldeyer lui-même, et avec une grande obligeance l'éminent professeur de Strasbourg a bien voulu me donner quelques renseignements sur cet examen.

Tout d'abord il déclare n'avoir fait aucun examen histologique, aucun coupe, aucune injection ; l'examen à l'œil nu lui a suffi pour trouver, accolés contre la face profonde de l'amnios, des vaisseaux sinueux, gorgés de sang, ayant un diamètre très suffisant pour qu'il fût possible de reconnaître leur existence à l'œil nu. Nous sommes loin, on le voit du réseau capillaire de Jungbluth.

Notons que sur les deux observations données par Weil, dans un cas, il y avait les vaisseaux dont nous venons de donner la description.

Dans le second, les recherches ont donné des résultats négatifs.

Winkler n'a pas réussi à voir les vasa propria de Jungbluth bien qu'il ait fait des injections avec soin. Mais il a vu des lymphatiques. Il est difficile de trancher la discussion pendante entre cet auteur et Jungbluth.

En effet, les partisans de l'opinion de Jungbluth diront aux expérimentateurs, qui n'ont pas trouvé de vasa propria, que leur liquide à injection était mauvais, qu'ils ont mal opéré ; les partisans de l'opinion de Winkler répondront aux précédents que ce sont eux qui ont mal opéré, qu'ils ont produit une rupture dans une des petites branches des vaisseaux ombilicaux, et que le liquide injecté est passé dans les vaisseaux lymphatiques. Une discussion posée, dans de tels termes, menace de ne s'éclaircir jamais.

Il nous reste à examiner la théorie de Jungbluth et celle de Sallinger.

Dans les conclusions de Jungbluth, il faut distinguer plusieurs points :

1° La description anatomique des vasa propria ;

2° Leur évolution pendant la grossesse;

3° Le rapport qui peut exister entre leur évolution et la production de l'hydramnios.

1° Que sont les vasa propria de Jungbluth ?

Cet auteur n'a pas décrit de vaisseaux dans l'amnios, comme on l'a souvent répété ; son réseau capillaire est situé au-dessous de cette membrane et est seulement accolé à sa face profonde. Pourquoi dès lors donner à ces canaux le nom de vasa propria ? d'autant plus que dans l'amnios de certains animaux, il y aurait de véritables vaisseaux propres (voyez préparation de Campenon. — Musée Orfila) (1).

Mais le réseau vasculaire décrit par Jungbluth, existe-t-il réellement ? Pour le trouver, nous avons pris six placentas provenant d'œufs arrivés à terme. Dans cinq

(1) Nous n'avons étudié que l'amnios du lapin. Nous n'avons jamais vu le moindre vaisseau sur cette membrane, quand elle était complètement développée.

cas, il y avait eu hydramnios; dans un cas, la grossesse avait été normale.

Des cinq cas où il y avait eu hydramnios pendant la grossesse, trois sont rapportés plus loin (voyez deuxième partie, obs. II, mal de cœur; obs. II, syphilis du poumon ; obs. II, mal du foie).

Les deux autres observations ne sont pas données dans notre thèse. L'une a trait à un cas de pseudencéphalie avec hydramnios ; enfin dans le cinquième cas, nous avons seulement examiné des pièces anatomiques qui nous ont été données dernièrement par M. Tarnier.

Dans aucun de ces cas, nous n'avons trouvé de réseau capillaire, analogue à celui décrit par Jungbluth; mais voici les remarques que nous avons pu faire.

Au niveau de la face fœtale du placenta, on voit par transparence, les grosses branches de la veine ombilicale qui, avant de pénétrer dans le tissu placentaire, cheminent pendant un trajet de longueur variable sous l'amnios, en restant accolées à la face profonde de cette membrane.

Dans leur trajet, ces branches veineuses donnent un certain nombre de rameaux de calibre beaucoup plus petit, qui se ramifient eux-mêmes et s'anastomosent entre eux, formant ainsi des mailles assez larges, et elles pénètrent ensuite dans le tissu placentaire.

Dans tous les cas, ces branches veineuses sont visibles à l'œil nu, quand elles sont injectées avec une matière colorante.

Nous avons ainsi trouvé un réseau veineux appliqué contre la face profonde de l'amnios, mais nous n'avons

jamais observé de réseau capillaire. Jamais nous n'a-
vons pu réussir à injecter les vaisseaux de cette nature
en employant comme masse d'injection de la gélatine
colorée avec du bleu de Prusse.

Nous avons, il est vrai, opéré seulement sur des placentas provenant de grossesses à terme ; mais, sur les
six expériences, il y en avait cinq qui avaient trait à
des cas de grossesse avec hydramnios.

Remarquons de plus que, dans aucun des cas dont
il s'agit, la quantité de liquide amniotique ne s'élevait
aux grandes proportions qui ont été quelquefois con-
statées, 6, 7 ou 8 litres de liquide.

Notons enfin que la description que nous venons de
donner est conforme à ce qui a été vu par le professeur
Waldeyer (voyez plus haut) et rappelons que dans la
première observation de Levison, où il y avait
1,955 grammes de liquide amniotique, cet auteur n'a
pas pu trouver de réseau capillaire.

Malgré ce résultat négatif, nous ne nions pas d'une
manière absolue l'existence d'un réseau capillaire. Nous
pensons que de nouvelles recherches sont nécessaires
pour éclaircir ce point d'anatomie, et il est possible que
dans certains cas d'hydramnios, on retrouve les vaisseaux capillaires décrits par Jungbluth.

Nous avons pu, en effet, constater dans la plupart de
nos faits, d'hydramnios, une turgescence considérable
des branches de la veine ombilicale ; nous avons vu
leurs petits rameaux être plus apparents et plus chargés de sang, peut-être même plus nombreux qu'à l'état
normal ; nous avons remarqué que dans quelques cas

ils étaient unis à la face profonde de l'amnios d'une manière assez étroite.

Nous pouvons même aller plus loin, car une fois nous avons trouvé les vaisseaux du chorion plus largement ouverts qu'à l'état normal; mais nous croyons pouvoir conclure de nos recherches que la description donnée par Jungbluth, ne s'applique pas à tous les cas d'hydramnios; et que la perméabilité des vasa propria jusqu'à la fin de la grossesse, ne doit en tout cas pas être la seule cause de production de cette affection.

Donc, si nous ne nions pas d'une manière absolue l'existence du réseau capillaire de Jungbluth réseau que nous n'avons jamais observé, nous croyons pouvoir rejeter complètement la théorie de cet auteur :

1° Parce que si les vaisseaux s'oblitèrent au milieu de la grossesse on ne voit pas comment la quantité de liquide amniotique peut s'accroître d'une manière continue jusqu'au moment de l'accouchement.

2° Parce que nous avons constaté des cas d'hydramnios sans que nous ayons pu trouver de réseau capillaire.

Dans la théorie de *Sallinger*, il y a une partie qui est toute hypothétique. Cet auteur admet que lorsque la masse totale du sang du fœtus est augmentée, il y a transsudation des parties liquides du sang à travers l'amnios; mais quand la masse totale du sang du fœtus est elle augmentée?

Nous n'en savons rien.

Acceptons la pléthore du fœtus; pourquoi admettre, dans ces cas, une transsudation plus facile? Est-ce qu'un homme pléthorique a de l'ascite et de l'œdème ? Est-ce que la pléthore fœtale peut amener une augmentation de la tension dans la veine ombilicale ?

Cette tension ne peut être réglée que par le rapport qui existe entre l'apport, c'est-à-dire le sang qui vient des artères ombilicales, et le débit, c'est-à-dire le sang qui s'écoule par la veine ombilicale. S'il y a un défaut de proportion entre l'apport et le débit; si le premier est plus considérable que le second, il y aura congestion passive des branches de la veine ombilicale, transsudation exagérée à travers l'amnios, et enfin hydramnios; absolument comme lorsqu'il y a stase dans une veine, il se produit une exosmose plus ou moins considérable dans le tissu cellulaire, et de l'œdème. Nous ne croyons pas qu'un tel résultat puisse se produire par le fait d'une simple pléthore.

A part ce point, nous croyons que si la théorie pathogénique de l'hydramnios proposée par Sallinger explique un certain nombre, peut-être le plus grand nombre des cas, elle ne peut s'appliquer à tous. Nous pensons, de plus, que si les vaisseaux qui rampent sous l'amnios, au niveau de la face fœtale du placenta, sont souvent plus volumineux et plus distendus qu'à l'état normal, dans le cas d'hydramnios, cela tient simplement à la stase qui se produit dans la veine ombilicale.

Peut-on dire que ces branches veineuses vont en s'atrophiant au fur et à mesure que la grossesse approche de son terme; que si la cause qui produit la congestion dans la veine ombilicale, et par suite l'hydramnios, débute de bonne heure, les petits rameaux veineux ne s'atrophieront pas, et qu'ainsi leur nombre sera plus considérable qu'à l'état normal ? Nous inclinons à le croire; mais ce point aurait besoin de nouvelles recherches.

Quant à l'opinion de Winkler qui attribue au réseau lymphatique sous-amniotique le rôle que Jungbluth fait jouer à son réseau de vasa propria, nous ne l'acceptons pas telle qu'il l'a formulée.

Les voies lymphatisque ne produisent pas l'eau de l'amnios; elles sont la route que suivent les liquides dans leur exosmose pour passer de l'intérieur des vaisseaux, dans la cavité de l'amnios.

Au terme de cette longue discussion, nous croyons devoir, au risque de nous répéter, résumer nos conclusions.

1° Quand on injecte des liquides dans la veine ombilicale, et quand on les soumet à une certaine pression, il se produit une exosmose rapide à travers l'amnios.

2° Les mêmes résultats ne sont pas obtenus, quand on fait cette expérience sur les artères ombilicales ; tel est au moins ce que nous avons observé.

3° Nous *pensons que si à la suite d'un obstacle à la circulation, la tension du sang dans la veine ombilicale est accrue, l'exosmose se fera abondamment, et on pourra voir naître l'hydramnios.*

4° Par le fait de la congestion de la veine ombilicale, les canalicules veineux qui rampent à la face fœtale du placenta sont ectasiés; grâce à l'accroissement de volume de ces vaisseaux, l'exosmose se fait plus abondamment. Mais cette modification vasculaire est *subor-donnée* à l'existence d'un obstacle à la circulation vei-neuse et *n'est pas la cause primitive de l'hydramnios.*

5° Nous n'avons pas vu les vaisseaux que Jungbluth a nommés improprement vasa-propria. Le nombre de faits que nous avons observés est trop peu considérable pour que nous puissions nier leur existence d'une manière absolue; mais *nous rejetons complètement la théorie donnée par Jungbluth à propos de la pathogénie de l'hydramnios.*

6° Nous acceptons, *dans les limites données plus haut,* la théorie de Sallinger.

7° Y a-t-il exosmose à l'état normal? et peut-on con-sidérer ce phénomène comme étant une des causes de production du liquide amniotique?

Nous ne savons rien de précis sur ce point.

2° Quelles sont les voies suivies par les liquides dans leur exosmose? Pour résoudre cette question nous avons mis en pratique le procédé opératoire indiqué ci-dessous ; nous étudierons les résultats que nous avons obtenus en examinant : A. le cordon ; B. l'amnios.

A *Cordon ombilical.* —Quand on fait une injection dans la veine ombilicale, le liquide vient suinter à la sur-face du cordon ; si on veut étudier par quelles voies passe le liquide, nous conseillons d'opérer de la manière suivante.

Il faut employer comme liquide à injection une solu-tion de ferrocyanure de potassium au centième ; quand on voit que la surface du cordon devient humide, on arrête l'opération ; on sectionne le cordon à son extrémité inférieure, et on fait passer dans la veine ombilicale un courant d'eau de manière à bien laver ce vaisseau.

On prend ensuite un fragment du cordon qui à la coupe a une teinte jaunâtre, et on le place dans de l'alcool au tiers ; en faisant durcir la pièce, on a une plus grande facilité pour faire des coupes ; mais nous devons reconnaître que l'emploi de l'alcool présente quelques inconvénients, parce qu'à cause de sa grande affinité pour l'eau, l'alcool absorbe le liquide qui imbibe les parois du cordon, et le ferrocyanure de potassium qui était dissous se dépose sous forme de petits grains. Néanmoins, c'est là le procédé opératoire qui nous a donné les meilleurs résultats.

Une fois la pièce convenablement durcie, on pratique des coupes que l'on porte directement sur une plaque de verre. La préparation étant placée sous le microscope, on fait tomber sur elle une goutte de solution de perchlorure de fer, et on voit paraître une belle coloration bleue.

Ce résultat obtenu, on lave la préparation dans l'eau distillée, puis on la monte dans le baume ou la glycérine, après l'avoir préalablement fixée ou non par l'acide osmique.

Sur les préparations que nous avons faites à l'aide de ce procédé, nous avons pu reconnaître les particularités suivantes. La coloration bleue n'est pas régulièrement diffusée dans le tissu du cordon, il est donc certain que le phénomène d'exosmose que nous avons observé n'est pas dû à l'imbibition de tous les éléments constitutifs du cordon ombilical. La couleur bleue est disposée sous la forme de lignes s'anastomosant les unes avec les autres, et formant un réseau dans les mailles duquel on ne peudistinguer aucun élément anatomique ; la préparation n'ayant été colorée par aucun réactif.

Les mailles de ce réseau sont plus étroites vers les parties centrales du cordon que vers les parties périphériques ; c'est là un phénomène qui n'est pas artificiel, car nous l'avons retrouvé dans un certain nombre de préparations.

En examinant avec attention les lignes bleues, nous avons remarqué qu'elles étaient constituées par un grand nombre de granulations pressées les unes contre les autres. Vers la partie périphérique, les amas sont plus épais que dans les portions centrales.

La figure 1 de la planche II donne une bonne idée de la préparation dont nous venons de donner la description à un faible grossissement.

Ajoutons que nous avons obtenu ce résultat, en expérimentant sur deux cordons provenant tous deux de fœtus nés à terme.

Dans un cas, il y avait eu hydramnios, dans l'autre, la grossesse avait été normale ; cette disposition n'est donc pas spéciale à l'hydramnios.

En voyant cette préparation, nous étions déjà certain que le liquide traverse le tissu du cordon en suivant des voies spéciales. Mais quelle est la nature de ces dernières ?

Ce réseau est-il formé par des vasa propria, des vaisseaux lymphatiques, ou bien la matière liquide suit-elle seulement le trajet des espaces plasmatiques ?

Pour répondre à ces différentes questions, nous avons essayé tout d'abord de savoir quelle était la situation précise du réseau que nous venons de décrire. Pour cela, nous nous sommes servi d'une préparation fixée avec l'acide osmique. (Voy. fig. 2, pl. II.)

Les lignes bleues sont disposées suivant le trajet des travées fibreuses qui cloisonnent la gélatine de Wharton; elles sont situées sur leur partie moyenne, et suivent un trajet parallèle à la direction de ces travées.

Avec un fort grossissement, nous avons pu voir que les granulations bleues étaient situées dans des fentes, dans lesquelles se trouvaient des cellules plasmatiques colorées elles-mêmes en bleu. (Voy. fig. 3, pl. II.)

Nous nous trouvions donc ici en face d'espaces plasmatiques, de lacunes lymphatiques, mais nullement en face de capillaires sanguins, car il n'y avait pas de globules sanguins dans leur intérieur; du reste, ces lacunes n'avaient pas de parois bien nettes.

D'après ces recherches, nous pensons qu'il serait intéressant de reprendre les expériences de *Fohmann* qui avait pu injecter les vaisseaux lymphatiques du cordon, résultat qui n'a été obtenu depuis par aucun anatomiste. Il est probable que Fohmann a réussi à injecter le réseau lacunaire que nous venons de décrire, mais non de véritables vaisseaux lymphatiques. En tous cas, nous croyons pouvoir conclure que le liquide *franchit les parois des vaisseaux et vient s'épancher dans un système lacunaire qui est* situé sur les parties moyennes des travées du cordon ; *il peut être ainsi apporté jusqu'à l'épithélium.*

Mais comment le liquide franchit-il cet épithélium ? Car nous avons vu suinter le liquide à la surface du cordon.

Sur ce point, nous n'avons pas obtenu de préparations bien nettes et nous ne pouvons formuler des conclusions.

Nous croyons cependant devoir faire une remarque sur la disposition de l'épithélium du cordon ; on dit généralement que le cordon ombilical se trouve recouvert par l'épithélium de l'amnios, qui est formé d'une seule couche de cellules pavimenteuses. Nous croyons que la proposition formulée dans ces termes est inexacte.

Déjà Koester a émis l'opinion que l'épithélium qui recouvre le cordon est stratifié, et Mme Anna Hotz dit avoir pu compter jusqu'à 5 couches de cellules superposées.

Kolliker admet cette description qui est parfaitement exacte.

En effet, l'épithélium du cordon paraît être la continuation de la couche de la peau, qui constitue le corps muqueux de Malpighi. Cette couche de cellules stratifiées se continue plus ou moins loin de l'ombilic, et son épaisseur va s'amoindrissant de plus en plus, au fur et à mesure qu'on se rapproche du placenta.

Dans certains cas, l'épaisseur de cet épithélium est bien plus considérable que ne l'a dit Mme Hotz, puisque dans un fait, nous avons pu constater à 10 centimètres environ du placenta, douze rangées de cellules superposées les unes aux autres. (Voy. pl. III, fig. 4.)

Sur ces points, le revêtement épithélial du cordon est comparable à celui de certaines muqueuses, de celle de la voûte palatine par exemple.

Kolliker décrit, à la surface du cordon, de grandes squamules dont la présence rendrait plus étroite l'as-

similation que l'on peut faire entre l'épithélium du cordon et l'épiderme. Nous n'avons jamais pu voir ces
cellules dont parle Kolliker.

Dans un cas d'hydramnios, nous avons vu que l'épithélium était formé seulement de 2 ou 3 rangées de cellules. La faible épaisseur de ce revêtement épithélial était-
il en rapport avec l'hydramnios, et contribuait-il à rendre
plus facile l'exosmose? Nous n'oserions le dire, n'ayant
observé qu'une fois cette particularité ; ce point de détail mériterait peut-être de nouvelles recherches.

B. *Amnios.* — Nous avons étudié la structure de l'amnios à l'aide de deux méthodes, qui nous ont donné de
bons résultats.

1° En nous servant du chlorure d'or.

2° En employant la méthode d'injection que nous
venons de décrire dans le paragraphe précédent.

1° A l'aide du chlorure d'or, nous avons obtenu de
bonnes préparations ; celle qui est figurée pl. II, fig. 4,
provient d'un cas d'hydramnios, que nous avons
observé dans le service de M. Tarnier. (Voy. plus loin
obs. II, maladie du cœur fœtal).

Les vaisseaux de la face fœtale du placenta étaient
très congestionnés, le chorion était lui-même parcouru
par des vaisseaux plus larges qu'à l'état normal.

L'amnios était très épaissi, ainsi qu'on le peut voir
sur ce dessin, et il était parcouru par un grand nombre
d'espaces plasmatiques.

2° A l'aide des injections, nous avons obtenu dernièrement, sur des pièces anatomiques qui nous ont été données par notre maître M. Tarnier, des espaces semblables
aux précédents, mais fortement colorés en bleu.

La fig. IV de la planche 2 est analogue à celle donnée par Levison. Elle prouve bien que l'amnios contient
des espaces lacunaires dans lesquels peuvent circuler
les liquides.

Comment, dans leur transsudation, les liquides tra-
versent-ils l'épithélium de l'amnios ?

Nous avons fait dessiner (fig. 3 de la pl. III) les préparations que nous avons obtenues, après avoir traité l'é-
pithélium par le sel de fer et l'avoir fixé avec l'acide
osmique.

On voit très nettement sur cette préparation et sur ce
dessin que la solution de ferrocyanure de potassium a
passé entre les cellules, dans le cément intercellulaire
et nullement dans l'intérieur des cellules.

Cette préparation nous a paru intéressante, non seulement parce qu'elle nous montrait les points par lesquels passe le liquide, mais encore parce qu'elle semble
appuyer cette théorie anatomique, d'après laquelle
les voies lymphatiques viendraient s'ouvrir à la surface
des séreuses, dans les espaces intercellulaires.

En résumé, nous dirons que le liquide, pour traverser
l'amnios, suit un *système lacunaire lymphatique* bien décrit
d'abord par Léopold, puis par Winkler et Levison, et
*vient suinter dans les espaces intercellulaires du revêtement
épithélial de l'amnios.*

LE LIQUIDE AMNIOTIQUE PEUT-IL ÊTRE CONSIDÉRÉ COMME UN PRODUIT DE SÉCRÉTION DE L'AMNIOS?

L'amnios ncontient aucun organe glandulaire; l'épithélium qui le recouvre est pavimenteux, celui qui recouvre le cordon est stratifié. En un mot, l'amnios n'est recouvert que par un épithélium de protection.

A priori, il semble qu'il ne soit pas permis de le re-regarder comme une membrane sécrétante, et que l'on doive seulement lui faire jouer le rôle de membrane d'enveloppe.

Cependant sur l'homme comme chez les animaux (1), on voit souvent, près de l'insertion du cordon ombilical sur le placenta, l'amnios présenter un revêtement de cellules *cylindriques.*

Kolliker a rencontré cette disposition très marquée dans un cas où il y avait beaucoup de caroncules amniotiques. Nous avons pu nous-même voir très nettement ces cellules, à l'extrémité placentaire d'un cordon ombilical.

Quel peut être le rôle de ces cellules? Doivent-elles être assimilées aux cellules pavimenteuses de l'amnios et constituent-elles un simple revêtement protecteur, ou bien ont-elles des fonctions plus actives, et peuvent-elles sécréter? On ne sait rien sur ce point.

---

(1) Voy. Hotz. Sur l'épithélium de l'amnios. Thèse Berne, 1878. Kolliker. Embryologie de l'homme et des vertébrés supérieurs, p. 335.

Les caroncules amniotiques que l'on trouve chez l'homme (Winkler, Kolliker, Müller) comme chez les animaux peuvent-ils jouer un rôle dans la production du liquide amniotique? Nous ne savons rien à ce sujet.

Disons seulement que ces villosités ne doivent pas être considérées comme des végétations de la surface de l'amnios, recouvertes par une couche unique de cellules épithéliales.

En effet, dans un cas où nous avons pu en faire une bonne préparation, les cellules qui les recouvraient formaient plusieurs couches superposées. Les cellules épithéliales paraissaient gonflées et nullement analogues à des cellules pavimenteuses. Nous avons trouvé la même disposition sur l'amnios des lapins.

Nous pensons qu'il ne faudrait pas rejeter *a priori* l'opinion qui attribue à l'amnios un pouvoir sécréteur ; il serait, au préalable, intéressant de préciser la fonction des cellules cylindriques dont nous venons de parler et que d'après M.me Hotz on observerait constamment chez l'homme.

II

LE LIQUIDE AMNIOTIQUE PEUT-IL ÊTRE PRODUIT PAR L'ORGANISME MATERNEL?

Ahlfeld (1) présentant un fœtus très petit, qui se trouvait entouré d'une grande quantité d'eau, émit l'opinion qu'il était impossible que ce liquide eût été fourni par l'organisme fœtal. Selon lui, le liquide amniotique devait provenir de l'organisme maternel; pour expliquer cette origine, Ahlfeld soutint qu'au début de la grossesse, l'utérus subit une hypertrophie excentrique; la pression dans l'intérieur de la cavité utérine est alors inférieure à celle de la cavité abdominale : la pression reste négative, par rapport à celle de la cavité abdominale, jusque vers la fin du troisième mois, moment auquel l'œuf adhère de tous côtés à la paroi utérine.

D'après cet auteur, ce seraient surtout les vaisseaux de la caduque réfléchie qui seraient influencés par cette différence de pression. Ces vaisseaux cheminent en effet à la surface de l'œuf; le liquide qui s'y trouve contenu transsudant à travers leurs parois, traverserait le tissu lâche du chorion et de l'amnios, pour venir s'accumuler dans la cavité amniotique.

A l'appui de son opinion, Ahlfeld rappelle que Redner

(1) Gesellschaft für Geburtshülfe in Leipzig, 19 novembre 1877.

a pu suivre les matières colorantes du sang, qui à travers le chorion s'étaient avancées jusque dans l'épithélium de l'amnios.

Dans cette communication il y a deux points distincts :

1° L'assertion de Ahlfeld qui, pour expliquer l'origine maternelle du liquide amniotique, a admis l'influence que pouvait avoir une pression négative dans l'intérieur de la cavité utérine.

Il est probable qu'il n'y a là qu'une simple vue de l'esprit. En tout cas, personne n'a encore, du moins à notre connaissance, démontré que la pression utérine, pendant les trois premiers mois de la grossesse, est inférieure à la pression de la cavité abdominale.

2° A côté de cette vue théorique, qui ne peut avoir que la valeur d'une hypothèse ne s'appuyant sur aucun fait vérifié, Ahlfeld fait allusion aux recherches de Redner.

Si les faits anatomiques avancés par cet auteur sont bien exacts, ils peuvent prouver que l'organisme maternel contribue à la formation du liquide amniotique, puisque l'on peut suivre dans l'épaisseur des membranes les matières colorantes du sang qui, après s'être échappées à travers les parois des vaisseaux maternels, sont venues s'arrêter dans l'épithélium de l'amnios.

Les études de Léopold sur les lymphatiques de l'utérus gravide et des membranes de l'œuf apportent un solide appui à ces recherches.

Léopold (1), après avoir rappelé la disposition des

(1) Verhandlungen der Gynæck section der naturforscher Versammlung zuBreslau, 1874, 22 septembre.

lymphatiques qu'il a décrite pour l'utérus non gravide, ajoute :

« Sur un utérus gravide, la connaissance de la muqueuse utérine est de la plus grande importance. On voit que les espaces lymphatiques communiquent entre eux comme sur un utérus non gravide.

« Ainsi, toute la caduque qui, aussi bien dans les premiers mois que dans les derniers de la grossesse, entoure l'œuf comme une enveloppe plus ou moins épaisse, doit être regardée comme un énorme réseau de lymphatiques communiquant les uns avec les autres.

« On peut étudier cette disposition aussi bien sur les œufs expulsés à terme, que sur ceux qui le sont avant leur maturité. »

Ces recherches montrent que non seulement le placenta, mais encore toutes les membranes, et en particulier l'amnios, présentent une structure lymphatique, et que la cavité amniotique peut être considérée comme un sac lymphatique (und die Amnionhohle als ein Lymphsack zu betrachten ist).

Ajoutons que M. Léopold a bien voulu nous montrer les préparations qui font l'objet de cette communication, et, en les rapprochant de celles que nous avons pu faire, il nous semble non seulement qu'il ne peut y avoir aucun doute sur l'existence d'espaces lymphatiques dans la membrane amniotique, mais encore que la comparaison de Léopold est absolument exacte, et que l'amnios est un véritable sac lymphatique.

Ces recherches intéressantes montrent sans doute que les liquides *peuvent* passer de l'organisme maternel dans la cavité amniotique ; *mais elles ne démontrent pas qu'ils passent*. Il fallait, pour établir ce point, entreprendre des recherches directes ; elles nous paraissent avoir été surtout faites par Zuntz et par Wiener (1).

Zuntz (2) a injecté du sulfate d'indigo dans la jugulaire de lapines pleines ; jamais il n'a trouvé de matière colorante dans le fœtus, tandis qu'il y en avait toujours dans le liquide amniotique. Il en a également trouvé dans ce dernier, si avant l'injection le fœtus était mort ; c'est-à-dire dans des cas où on ne pouvait, en aucune façon, faire intervenir la circulation fœtale.

De ses recherches, Zuntz croit pouvoir conclure que les substances *peuvent passer du sang maternel dans le liquide amniotique sans avoir à passer par le corps du fœtus,* « *et que, au moins pour une partie, le liquide amniotique provient du sang maternel.* »

Wiener (3) a repris ces expériences sur une base plus large et a publié les résultats qu'il a obtenus dans un récent mémoire, dont la première partie, entièrement consacrée à l'exposition de ses recherches, nous paraît constituer le travail le plus net et le plus remarquable qui ait été écrit jusqu'à présent sur cette question.

Il se servit dans ses expériences d'une solution de sulfate d'indigo, qu'il injecta dans les vaisseaux veineux de femelles pleines ; il fit 6 expériences qui lui donnèrent les résultats suivants :

(1) Il est bien entendu que nous laissons de côté un grand nombre de notes et de mémoires sans importance.

(2) Pflugers, Archiv. Bd XVI.

(3) Ueber die Herkunft des Fruchstwassers. Arch. für Gynæck, Bd **XVII, p. 24, 1881.**

1° Il injecte dans la jugulaire d'une lapine une solution de 0,4 0/0. Mort de l'animal une heure après : liquide amniotique coloré, contenu stomacal coloré, les reins n'ont aucune coloration.

2° Lapine, même solution ; mort deux heures et demi après ; liquide amniotique coloré : rien dans les reins.

3° Lapine, même solution ; mort demi-heure après : eau manifestement colorée ; le rectum et l'estomac ont un contenu coloré ; reins, rien ; le fœtus a 4 centimètres et demi de long.

4° Lapine, injection de 16 cc. d'une solution de 1,5 0/0; cette première injection est suivie d'une seconde de 64 cc. d'eau; mort demi-heure après. Très peu d'eau dans la cavité de l'amnios, mais elle est manifestement colorée. Contenu de l'estomac et du rectum coloré. Reins, rien; l'examen histologique a été fait.

5° Lapine, injection de 12 cc. d'une solution à 1 0/0 ; au bout d'un quart d'heure, on ouvre une vésicule amniotique : de la matière colorante y est contenue.

On injecte ensuite 40 cc. d'eau dans la veine jugulaire; la mort survient dix-sept minutes après : il y a de la matière colorante dans l'eau de l'amnios, mais en quantité égale à celle de l'œuf précédent.

6° Exp. Mêmes résultats que dans la précédente.

L'auteur ajoute qu'il ne pouvait y avoir aucun doute sur la nature de la coloration, car le microscope a montré la présence de granulations caractéristiques de sulfate d'indigo dans les liquides colorés.

Dans tous les cas précédents, la coloration était peu marquée ; l'auteur attribue ce faible passage à ce qu'une grande partie de la substance colorante, injectée dans les veines, s'éliminait par les reins de la mère.

Aussi a-t-il varié ses expériences, et a-t-il opéré en enlevant préalablement les reins de la mère ; dans ces cas, la coloration du liquide amniotique était très accentuée.

Donc « il est établi, ainsi que Zuntz l'a déjà dit, que des matières colorantes contenues dans le sang maternel peuvent passer dans le liquide amniotique *sans traverser l'organisme fœtal.* »

Cette conclusion nous paraît être absolument juste, et être rigoureusement déduite des expériences que nous venons de rapporter.

Nous avons cru devoir reprendre ces recherches, qui nous paraissaient être trop importantes pour ne pas devoir être vérifiées, d'autant plus qu'elles étaient en contradiction formelle avec les résultats obtenus par d'autres auteurs, notamment par Gusserow (1), etc.

D'autre part, elles s'accordaient avec les expériences de Schauenstein et Spaeth qui, ayant donné de l'iodure de potassium à des femmes syphilitiques, purent trouver de l'iode dans le liquide amniotique, et surtout avec celles de Mayer qui retrouva dans l'eau de l'amnios et le rectum du fœtus des traces d'indigo et de safran qu'il avait injectés dans les vaisseaux de la mère etc, etc. (1).

Nous avons cru devoir modifier le manuel opératoire mis en pratique par Wiener.

En effet, si bien faites que fussent les solutions dont

---

(1) Gusserow. Arch. für Gynæk, t. III, loc. cit.
(2) Voy. encore Fehling. Arch. für Gynæk, t. IX, p. 314.

se servait cet auteur, c'était toujours de petites masses, de petits grains qui traversaient les membranes. Aussi a-t-il rencontré de grandes difficultés, quand il a voulu déterminer les voies par lesquelles ce passage s'effectuait.

Il trouvait des petits grains un peu épars partout, et il lui était impossible de les suivre dans leur marche, à travers les membranes.

De plus, il a conclu de ses recherches que le liquide injecté à la mère transsudait seulement à travers les membranes et ne traversait pas le placenta ; il était possible de se demander, si en agissant avec des liquides ne contenant aucune particule solide, on n'arriverait pas à un résultat différent.

Nous nous sommes donc servi dans nos expériences d'une solution de Prussiate jaune de potasse, et nous avons suivi la méthode que nous avons déjà indiquée plus haut. (Voy. page 43).

Nous avons toujours expérimenté sur des lapines arrivées près du terme de la grossesse.

En effet, pendant la première moitié de la grossesse, l'œuf de la lapine est tellement différent de l'œuf humain, que les expériences entreprises sur le premier, n'aurait pu avoir grande valeur pour déterminer ce qui se passe dans le second.

EXPÉRIENCE

Lapine pleine et sur le point de mettre bas. Après avoir fait une incision à la peau du ventre, je mets l'utérus à découvert ; puis, le tirant au dehors, j'injecte

dans une des grosses veines utérines qui sont extrêmement dilatées, 60 gouttes d'une solution de ferrocyanure
de potassium à 1 0/0.

Au bout de 30 minutes, je tue la mère.

En traitant le liquide amniotique de tous les œufs
par une solution de sulfate de fer, je vois apparaître une
belle coloration bleue.

A l'autopsie des fœtus qui tous sont vivants, je trouve
que l'estomac est distendu par du liquide qui traité par
le sel de fer, prend une coloration bleue.

Chez 2 fœtus seulement sur 8, le bouchon muqueux
qui obture l'extrémité inférieure du rectum, devient bleu
après avoir été traité par le sel de fer. *Je n'ai pu produire
sur aucun des fœtus, de réaction caractéristique dans les reins.*

La vessie contenait quelques gouttes d'urine claire
comme de l'eau de roche.

*Ce liquide traité par le sel de fer ne m'a montré aucune
réaction.*

La membrane de l'amnios se colorait fortement par
l'adjonction d'un sel de fer. L'examen histologique de
cette membrane a montré les particularités suivantes.

Par places on voit une teinte bleue généralisée, sans
que l'on puisse distinguer aucun élément ; le ferrocyanure semble avoir imbibé toutes les parties de la membrane, sans aucun point d'élection. Mais sur la plus
grande partie de la membrane, il n'en est pas de même,
la couleur bleue n'existe que sur des lignes minces et
sur ces points la préparation est entièrement identique
aux préparations que l'on obtient quand on a traité une
membrane amniotique par le nitrate d'argent (voy. pl. III,
fig. 2).

En voyant cette similitude d'aspect, j'avais tout lieu de croire que le ferrocyanure de potassium était passé dans les espaces qui séparent les cellules épithéliales les unes des autres, espaces qui sont colorés en noir, dans une imprégnation d'argent et qui ici ont une coloration bleue ; les espaces clairs correspondant aux points occupés par les cellules non colorées.

Pour démontrer que la matière bleue était bien déposée dans les espaces intercellulaires et non pas dans un réseau spécial indépendant du revêtement épithélial, j'ai tenté de déterminer la nature des éléments contenus dans les espaces transparents, limités par le réseau bleu.

Pour cela, j'ai essayé l'emploi de plusieurs réactifs que j'avais à ma disposition, le picro-carmin, et l'hématoxyline.

Je ne suis arrivé par ce moyen à aucun résultat car : 1° le picro-carmin, à cause de l'excès du sel de fer dont était imbibée la préparation, formait de gros grumeaux noirâtres qui obscurcissaient la préparation.

2° L'hématoxyline donnait à la préparation une teinte bleue qui m'empêchait de distinguer les dépôts dus à l'action du sel de fer sur le prussiate de potasse.

J'ai ainsi abimé un certain nombre de bonnes préparations. Sur les conseils de mon maître M^r. Cornil j'ai dû modifier, dans de nouvelles expériences que j'ai faites, mon manuel opératoire.

2e EXPÉRIENCE

Le 6 juin, je prends une lapine pleine, 8 jours avant la mise bas ; j'injecte lentement dans la veine jugulaire

20 cc. cubes d'une solution de ferrocyanure de potassium à 8 0/0.

Cette solution était chauffée à 35°. C'est là une précaution importante ; car j'ai souvent vu mourir très vite les animaux dans les veines desquels je faisais des injections froides. Quand le liquide injecté est chaud, les animaux supportent très bien l'opération ; et il est rare, pourvu que l'on prenne des précautions suffisantes, de les voir succomber pendant ou après l'opération. 25 minutes après l'opération je sacrifie l'animal.

Le liquide amniotique contenu dans les œufs, traité par une solution de perchlorure de fer me donna une réaction bleue très-manifeste. L'estomac de tous les fœtus contenait un liquide à reflet bleuâtre avant que je n'aie tenté aucune réaction ; le liquide prenait une coloration bleue très-intense, dès que je le faisais tomber dans une solution de perchlorure de fer.

J'ai fait l'examen des membranes, en employant le procédé suivant.

Tout d'abord j'ai choisi comme réactif le perchlorure de fer ; c'est de tous les sels de fer celui qui m'a donné les meilleurs résultats ; car il agit vite, sans laisser de grumeaux, ni de ces cristaux qui étaient fort gênants quand j'employais d'autres sels de fer.

J'ai choisi une solution de perchlorure de fer à 1 pour 200 parties d'eau. Une solution trop forte est défectueuse, car elle empêche l'action ultérieure de l'acide osmique. Après plusieurs essais infructueux, je me suis décidé à adopter la méthode suivante.

J'étale la membrane sur une plaque de verre, ce qui

est toujours facile, sans que l'on ait besoin de la faire flotter dans nn vase rempli d'eau.

Il ne faut pas en effet laver la membrane, parce que l'eau dissout très rapidement le ferrocyanure de potassium dont peut être imprégnée la membrane, et on risque d'avoir des résultats négatifs et de vicier ainsi les résultats de l'expérience.

La membrane étalée sur la plaque de verre, je porte celle-ci sous le microscope muni d'un objectif faible (objectif 1, ocul. 2 de Verick), puis à l'aide d'une baguette de verre, je laisse tomber une petite goutte de perchlorure de fer sur la membrane.

La réaction bleue se produit d'une manière instantanée; la coloration est très franche et très nette. Quand on voit qu'aucune partie ne se colore plus, on lave la préparation dans de l'eau distillée; pour cela, il suffit de tremper la plaque de verre recouverte de la membrane dans un cristallisoir rempli d'eau; l'excès de perchlorure est chassé, mais la coloration bleue persiste, si on ne laisse pas la pièce plus d'une demi-minute dans l'eau. Il arrive quelquefois, quand on veut obtenir la réaction bleue, qu'on voit apparaître par place de petits linéaments ou de petits points de cette couleur, mais très pâles; si on veut avoir une coloration plus franche, il suffit d'avoir à sa disposition une solution de perchlorure de fer à 1/100; on ajoute alors une goutte de ce dernier réactif, et la coloration devient plus nette.

Une fois la membrane lavée, on l'expose sous une cloche aux vapeurs d'une solution d'acide osmique au centième, au bout de deux heures, on lave de nouveau la membrane et on la monte soit dans le baume, soit dans la glycérine.

L'examen au microscope montre alors que les cellules fixées par l'acide osmique sont uniformément teintées ; leur noyau est très apparent. Sur leurs bords, au point où se trouve le cément inter-cellulaire, on voit une ligne qui est non plus bleue, mais violacée à cause de l'action de l'acide osmique. On peut constater que c'est bien entre les cellules et non pas dans leur intérieur que se trouvait le ferro cyanure de potassium.

Rappelons que nous avons obtenu les mêmes résultats dans les expériences que nous avons faites, pour constater comment les liquides, injectés dans les vaisseaux ombilicaux, venaient transsuder à travers l'amnios.

Ainsi donc, que les liquides qui pénètrent dans la cavité amniotique viennent de l'organisme maternel ou de l'organisme fœtal, pour traverser le revêtement épithélial de l'amnios, ils prennent toujours la même voie ; tout d'abord, ils passent par le cément intercellulaire ; si on arrête à temps l'opération, on ne trouve du liquide qu'en ces points. Ce n'est que plus tard et secondairement que l'on peut observer une coloration bleue de l'intérieur des cellules.

De ces expériences, nous croyons donc pouvoir affirmer que des liquides peuvent passer de l'organisme maternel dans la cavité de l'amnios et cela non pas d'une manière lente, mais assez rapidement pour que l'on ait à en tenir compte, quand on étudie les origines du liquide amniotique.

De plus, il nous paraît certain qu'il n'est pas d'absolue nécessité que, pour opérer ce passage, les liquides passent par le placenta fœtal, l'organisme fœtal, et soient éliminé par les urines du fœtus. Ce passage peut se faire directement, à travers le chorion et la partie de l'amnios qui ne correspond pas au placenta.

Nous accepterons donc de point en point les conclusions de Wiener; nous nous permettrons de faire remarquer que ces conclusions doivent être d'autant plus vraies, qu'en suivant tous deux des méthodes opératoires différentes, nous avons obtenu des résultats identiques.

Il est possible à l'aide de la technique donnée plus haut d'apprécier les voies par lesquelles passe le liquide. Sur ce point d'anatomie expérimentale, nous sommes en désaccord avec Wiener.

Cela tient aux différents corps que nous avons employés dans nos injéctions et nous pensons qu'à l'aide de solutions de ferrocyanure de potassium, on obtient des résultats bien plus certains qu'avec des solutions d'indigo, ainsi que nous l'avons dit plus haut.

La fig. 2, pl. III, représente la préparation que nous avons faite après l'expérience n° 1.

On voit que l'aspect est identique à celui que l'on obtient à la suite d'une imprégnation de l'amnios par l'argent.

Dans certains points, on trouve des amas bleus plus volumineux et plus foncés; ces amas sont situés aux lieux de réunion de plusieurs cellules épithéliales, là où le cément intercellulaire est plus large; enfin, il y a des points où les cellules épithéliales semblent manquer;

ces espaces sont limités par une ligne plus foncée et plus épaisse.

Après fixation des éléments par l'acide osmique, on a une préparation identique à celle qui est figurée (pl. III, fig. 3.)

Tout ce que nous avons déjà dit page 65, à propos du passage à travers l'amnios des liquides injectés dans la veine ombilicale, s'appliquerait complètement à ces expériences.

Deuxieme section.

DE LA QUANTITÉ DE LIQUIDE AMNIOTIQUE A L'ÉTAT NORMAL. — CAUSES DES VARIATIONS INDIVIDUELLES. —DES VOIES DE RÉSORPTION DU LIQUIDE AMNIOTIQUE. — CONCLUSIONS GÉNERALES.

Nous venons d'étudier les diverses sources du liquide amniotique. Avant d'aller plus loin et de donner une conclusion définitive sur le plus ou moins d'importance que ces sources peuvent avoir dans la genèse générale de ce liquide, nous croyons devoir étudier ce dernier en lui-même, surtout au point de vue de sa quantité.

De la quantité de liquide amniotique à l'état normal. — On sait que la plupart des auteurs admettent qu'à terme, la quantité normale du liquide amniotique ne dépasse pas un kilogramme et demi. Cette quantité est du reste très variable, non seulement suivant les individus, mais encore selon les diverses époques de la grossesse.

Dans leur Traité de l'art des accouchements, MM. Tarnier et Chantreuil disent à ce sujet :

« La quantité du liquide amniotique est très-variable. Ce liquide est peu abondant au début de la gestation ; mais à partir du deuxième mois, il augmente d'une façon notable. Le poids du fœtus et celui du liquide sont à peu près les mêmes vers le milieu de la grossesse ;

mais, à partir de cette époque, le poids du fœtus est plus considérable et devient au terme de la grossesse cinq ou six fois plus grand que celui du liquide amniotique, qui ne s'élève guère au-dessus de 500 gr., Ainsi l'on peut dire que les eaux de l'amnios augmentent d'une façon absolue jusqu'à la fin de la grossesse, mais que relativement au fœtus elles augmentent dans la première moitié et diminuent dans la deuxième période de la gestation. Du reste, au moment de l'accouchement, la quantité du liquide amniotique est très-variable suivant les sujets; parfois elle n'est que de quelques grammes; tantôt, au contraire, elle dépasse un kilogramme et constitue alors un état pathologique connu sous le nom d'hydramnios. »

Mais cette opinion est loin d'être admise par tous les auteurs. En effet si on parcourt seulement les ouvrages classiques, on est frappé de l'immense variété des opinions.

Baudelocque, Capuron, Playfair, Tarnier et Chantreuil pensent que la quantité du liquide amniotique s'accroît régulièrement jusqu'à la fin de la grossesse.

Au contraire, Carl Braun pense qu'au septième mois la quantité de liquide amniotique est double de celle que l'on trouve au moment de l'accouchement.

Campana admet que la quantité atteint son maximum du cinquième au sixième mois. A la fin de la grossesse, elle est réduite de moitié (1).

(1) Voy. aussi Litzmann (Handworterbuch der physiol. von Wagner art. Schwangerschaft, p. 93, t. III).

Scanzoni. Lehrbuch der Geburtshülfe, p. 95. Ces deux auteurs admettent que la quantité de liquide amniotique diminue pendant la deuxième moitié de la grossesse.

Pour résoudre ces questions, il fallait faire des recherches directes; le premier auteur qui nous paraisse être entré dans cette voie est Gassner (1).

Gassner a opéré en pesant les femmes avant la rupture de poche des eaux, puis ensuite après la délivrance. Pour avoir le poids du liquide amniotique, il lui suffisait d'ajouter à ce dernier chiffre les poids du placenta et de l'enfant; la différence entre le total et le poids de la femme avant la rupture de la poche des eaux représentait la quantité de liquide amniotique qui s'était écoulé pendant l'accouchement. Malheureusement, dans son mémoire, Gassner n'entre jamais dans le détail de ses observations, et se borne à enregistrer des résultats qui, sans aucun doute, doivent avoir été obtenus avec des faits bien disparates, que l'auteur a réunis et confondus ensemble. Voici du reste les conclusions de cet auteur,

	Le liquide amniotique augmente de	Le poids du fœtus augmente de
1° Dans le 8e mois (lunaire)	0 kil. 375	0 kil. 500
— 9e — —	0 kil. 250	0 kil. 750
— 10e — —	0 kil. 250	0 kil. 750

2° Chez une primipare, les poids du fœtus, du liquide amniotique du placenta sont moindres que chez une multipare. La différence est en moyenne de 0 kil. 104 pour l'enfant, de 0, kil. 202 pour le liquide amniotique, et de 0, kil. 016 pour le placenta (2).

(1) Monatschrift für Geburtskunde, Bd 19.
(2) Loc. citato, p. 23.

3º Voici enfin la quantité de liquide amniotique aux époques de la grossesse.

Age de la grossesse.	Quantité du liquide amniotique.	Nombre de cas observés.	Pour 1 kilogr. de femme on a
7e mois (lunaire),	1004 gr.	3 cas.	17 gr. 87
8e — —	1365 gr.	2 —	24 gr. 40
9e — :–	1618 gr.	4 —	27 gr.
10e — —	1877 gr.	154 —	30 gr.

Si on examine la dernière colonne du tableau qui précède, on voit que Gassner admet un rapport direct entre le poids de la mère et la quantité de liquide amniotique.

Nous avons tenu à donner avec quelques détails les conclusions de Gassner, parce que, dans tous les mémoires consacrés à l'étude de l'hydramnios, on ne manque jamais de citer les chiffres donnés par cet auteur, et de faire remarquer que la quantité du liquide amniotique est plus grande à l'état normal qu'on ne le pense généralement.

Nous ne pouvons cependant pas accepter ces conclusions sans faire quelques réserves. Ainsi que nous le disions plus haut, Gassner n'entre dans aucun détail sur ses observations qui, suivant les époques de la grossesse, portent sur des nombres de cas très inégaux. Enfin quand nous l'avons vu prendre dans ses conclusions, comme unité, 1 kilog. de femme et lui rapporter les différentes quantités de liquide amniotique, nous n'avons pu nous défendre de penser aux sages préceptes que donne Claude Bernard sur l'emploi des *moyennes* en physiologie : « En physiologie il ne faut jamais donner des descriptions moyennes d'expériences, parce que les vrais rapports des phénomènes disparaissent dans cette moyenne; quand on a affaire à des expériences complexes et variables, il faut en étudier les diverses circonstances. Les moyennes doivent donc être repoussées parce qu'elles confondent en voulant réunir, et faussent en voulant simplifier. En résumé, toutes les applications du calcul seraient excellentes si les conditions physiologiques étaient exactement déterminées. C'est donc sur la détermination de ces conditions que le physiologiste et le médecin doivent concentrer pour le moment tous leurs efforts. Il faut d'abord déterminer exactement les conditions de chaque phénomène, c'est là la véritable exactitude biologique, et sans cette première étude toutes les données numériques sont inexactes, et d'autant plus inexactes qu'elles donnent des chiffres qui trompent et en imposent par une fausse apparence d'exactitude » (1).

Pour toutes ces raisons, le travail de Gassner nous paraît devoir être définitivement écarté.

Tout autre est le mémoire que Fehling a consacré à ce sujet (2).

Fehling n'a pas employé la méthode expérimentale de Gassner, parce que le procédé de ce dernier ne permet pas de noter les quantités d'acide carbonique et d'eau qui, pendant le travail, s'échappent par les poumons et par la peau : il remarque que ces quantités doivent être plus grandes pendant le travail de l'accou-

(1) Introduction à l'étude de la médecine expérimentale, p. 236-238.
(2) Uber die physiologische Bedeutung des Fruchtwassers. Arch. für Gynæk, t. XV, p. 221.

chement qu'à l'état normal, et qu'ainsi la moyenne de 1 kilogr. 500 gr. par jour, donnée par Valentin, est insuffisante.

Pour se mettre à l'abri de cette cause d'erreur, Fehling a opéré de la manière suivante :

Il déchirait les membranes avec le doigt, ou les ponctionnait avec un trocart, puis recevait dans un vase les liquides qui s'échappaient. Les eaux qui s'écoulaient ensuite étaient recueillies sur des alèzes étendues sous la malade, et reposant elles-mêmes sur une toile imperméable. Il pouvait, en pesant ces alèzes avant et après l'accouchement et en ajoutant à la différence le poids de liquide recueilli au début directement dans un vase, apprécier exactement la quantité de |liquide amniotique.

Fehling a fait beaucoup moins d'observations que Gassner, mais il a résumé dans un tableau tous les cas particuliers qu'il a observés, et il y a joint toutes les particularités qui pouvaient être intéressantes.

Voici, du reste, le tableau de Fehling (Voy. page 88).

A côté des résultats obtenus par Fehling, nous placerons ceux que nous avons eus dans les quelques expériences que nous avons pu faire dans le service de M. Tarnier.

Nous avons suivi le procédé expérimental mis en usage par Gassner, mais en le modifiant sensiblement. Nous pesions la femme une première fois avant son accouchement, et une seconde fois immédiatement après l'expulsion du fœtus, mais *avant la délivrance*. Il nous suffisait d'ajouter à ce dernier nombre celui du poids du fœtus, et de déduire du premier chiffre obtenu le total.

SEXE de l'enfant	Longueur de l'enfant.	POIDS de l'enfant.	POIDS du placenta	Longueur du cordon.	Quantité de liquide amniotique.	CIRCULAIRES.
6 à 7 semaines	»	»	»	»	10 g, 609	
F.	47	2730	530	44	170	
G.	47.5	2695	420	62	223	
F.	49	2960	470	41	230	
F.	49.5	3600	695	72	265	
G.	50	3080	745	43	300	
F.	46	2300	610	35	300	
F.	49	3120	540	41	300	Bras 1.
F.	49.5	2930	520	72	350	
F.	52	3930	720	48	370	
F.	50	3150	530	34.5	385	Cou 1.
G.	49.5	3250	640	60	356	
F.	50	3355	459	45	450	
F.	47	2430	580	51	445	Cou 1.
G.	49	2980	535	63	560	
G.	49	2870	630	62	600	
G.	49	3100	480	47	625	
G.	51	3030	760	49	650	Cou 1.
F.	49	2965	615	76	655	
G.	53	4190	640	58	655	Cou 1.
G.	47.5	2470	505	84	700	
F.	50	3220	540	45	880	
G.	42	1750	630	38	895	
. G.	51	3520	600	56	910	
G.	50	3400	520	63	950	
G.	50	3480	640	56	1000	Cou 1.
F.	51	3950	650	58	1000 ·	Cou 1.
F.	51	3110	520	67	1030	Cou 1.
G.	46	2320	700	58	1040	Cou 2.
F.	49	3170	590	73	1045	Cou 1.
F.	42.5	1860	620	55	1050	
F.	45	2340	410	42	1098	
F.	52	4000	790	44	1100	Cou 1
F.	47	2770	490	56	2045	
F.	50	3360	580	36	230	

Nous évitions ainsi les erreurs dues à la quantité de sang
qui est toujours perdu pendant la délivrance et dont il
est très dificile de connaître bien exactement le poids.
Nous avons fait un certain nombre de pesées : il est
inutile de dire que nous avons éliminé tous les cas dans
lesquels des hémorragies, des émissions d'urine ou de
matières fécales survenues pendant le travail auraient
altéré les résultats.

Nous avons choisi cette méthode, parce que nous
avons pensé que les erreurs dues à l'élimination d'acide
carbonique et de vapeur d'eau ne sont pas aussi considérables que le pensait Fehling ; dans tous les cas, elles
ne suffisent pas à expliquer l'énorme différence entre
les chiffres donnés par Fehling et ceux de Gassner. Sans
doute, les chiffres que nous avons obtenus sont peut-être
un peu élevés, mais ceux donnés par Fehling sont peut-
être un peu trop bas ; car cet auteur n'a pas tenu compte
de l'évaporation qui se faisait à la surface des alèzes sur
lesquelles il recueillait les liquides s'écoulant de la vulve.
Au surplus, cela est d'un médiocre intérêt ; ce qui
importe le plus, c'est de chercher à connaître les variations qui existent dans les différents cas, et d'essayer
d'en déterminer les causes.

Dans le tableau qui suit, on remarquera que nous
donnons pour chaque cas les différentes particularités
que présentaient le fœtus et ses annexes. On verra plus
loin que ces données ne sont pas dénuées d'intérêt.

On voit que les chiffres donnés par nous, touchant
les quantités de liquide amniotique à la fin de la grossesse, sont supérieurs à ceux donnés par Fehling.

En tout cas, les estimations données par cet auteur et

Numéros d'ordre.	DATES.	NOMS.	AGE.	NUMÉRO de la grossesse.	AGE de la grossesse.	Avant l'accouchement.	POIDS de l'enfant.	POIDS du placenta.	POIDS du liquide.	LONGUEUR du cordon.	REMARQUES.
1	1880 10 septembre.	Eschb, couturière.	18 ans.	Primipare.	9 mois.	55 kil. 850	3.400	535	800	0.83	Grossesse normale. Menstruation régulière.
2	8 novembre.	Fal.	26 ans.	Primipare.	9 mois.	64 kil. 450	3.450	500	750	0.85	Grossesse normale. Menstruation régulière.
3	25 novembre.	Broug.	32 ans.	Primipare.	9 mois.	68 kil.	3.600	500	1500	0.46	?
4	28 novembre.	Flor.	23 ans.	Primipare.	9 mois.	58 kil. 600	3.250	550	750	0.42	?
5	11 décembre.	Dion.	21 ans.	Primipare.	9 mois.	54 kil. 750	3 300	500	1200	0.70	Grossesse normale. Réglée irrégulièrement.
6	12 décembre.	Piar.	21 ans.	Primipare.	9 mois.	69 kil. 700	3.840	500	760	0.52	Grossesse normale. Réglée irrégulièrement.
7	sep 10 tembre.	Tax.	20 ans.	2ᵉ grossesse.	9 mois.	47 kil. 750	3.925	610	1095	»	1ʳᵉ grossesse normale. 2ᵉ gros. normale. Réglée régulièrement.
8	10 septembre.	Perr.	28 ans.	2ᵉ grossesse.	9 mois.	65 kil. 800	3.150	500	1105	0.38	2 grossesses normales. Bien réglée.
9	14 septembre.	Cal.	28 ans.	2ᵉ grossesse.	9 mois.	53 kil. 500	3.100	500	800	0.47	2 grossesses normales. Bien réglée.
10	17 octobre.	Vid.	»	2ᵉ grossesse.	9 mois.	61 kil. 050	3.150	450	850	0.56	
11	14 septembre.	Rouss.	25 ans.	3ᵉ grossesse.	9 mois.	55 kil. 300	4.200	800	950	0.94	Mal réglée; grossesses normales.
12	6 novembre.	Dar.	27 ans	3ᵉ grossesse.	9 mois.	54 kil. 600	3.250	600	250	0.59	A eu des av. antérieurs.
13	8 novembre.	Gu.	20 ans	3ᵉ grossesse.	9 mois.	45 kil. 600	3.000	400	800	0.59	Réglée régulièrement. Grossesses normales.
14	25 septembre.	Ma.	»	4ᵉ grossesse.	9 mois.	54 kil. 900	3.150	400	450	0.72	
15	27 septembre.	Vi.	»	1ʳᵉ grossesse.	8 m. 1/2.	61 kil. 200	2.750	550	1150	0.52	
16	27 septembre.	Da.	»	1ʳᵉ grossesse.	8 m. 1/2	44 kil. 900	2.750	450	900	0.30	
17	6 décembre.	Der.	19 ans.	1ʳᵉ grossesse.	8 m. 1/2.	53 kil. 550	2.750	500	500	0.52	
18	16 décembre.	V.	18 ans.	1ʳᵉ grossesse.	8 m. 1/2.	58 kil. 600	2.800	400	1100	0.54	Irrégulièrement réglée, bonne grossesse.
19	22 novembre.	Cout.	23 ans.	1ʳᵉ grossesse.	8 mois.	56 kil. 700	2.400	350	450	0.52	
20	5 octobre.	And.	»	1ʳᵉ grossesse.	7 m. 1/2.	53 kil.	1.200	400	2800	0.49	1 circulaire aut. du cou.
21	14 octobre.	Gubl.	»	1ʳᵉ grossesse.	7 mois.	73 kil. 450	1.250	450	3600	0.43	Syphilis.
22	10 novembre.	Fut.	»	2ᵉ grossesse.	8 m. 1/2.	58 kil. 700	2.900	450	600	0.52	1 circulaire.
23	5 décembre.	At.	38 ans.	2ᵉ grossesse.	8 m. 1/2.	55 kil. 750	2.900	400	600	0.59	Réglée régulièrement.

par nous sont tellement éloignées de celles notées par
Gassner, que nous ne pouvons nous empêcher de croire
que des causes multiples ont dû venir vicier les expériences de ce dernier auteur.

Nous admettrons volontiers que pour avoir les chiffres
vrais, il faudrait prendre une moyenne entre les chiffres
de Fehling et les nôtres ; mais nous n'attachons à ce
point aucune importance : ce qui domine dans le tableau
qui précède, ce sont les variations individuelles considérables qui s'y rencontrent ; et il nous paraît plus utile
de rechercher les causes de ces variations individuelles
que de vouloir donner une moyenne, qui, vu le petit
nombre d'expériences qui ont été faites, serait fatale-
ment erronée.

On remarquera que d'après les recherches de Gassner,
de Fehling et les nôtres, il est certain que la quantité du
liquide amniotique ne cesse de s'accroître d'une manière
absolue jusqu'à la fin de la grossesse, contrairement
aux opinions de quelques auteurs, opinions que nous
avons signalées plus haut.

Pour expliquer les variations individuelles que l'on
rencontre dans les quantités de liquide amniotique, on
a dit que la quantité de liquide amniotique était proportionnelle :

1° Au poids de la femme ;

2° Au poids du fœtus;

3° A. A la longueur du cordon. — B. Qu'elle était
plus considérable quand il y avait des circulaires autour
d'une partie fœtale. — C. Quand on observait une tension considérable du cordon. — D. Quand le cordon
s'insérait latéralement sur le placenta;

4° Qu'elle était proportionnelle au poids du placenta.

Nous allons étudier la valeur de ces diverses théories.

1° *La quantité de liquide amniotique est proportionnelle au poids de la femme.* — Nous avons vu plus haut (voy. page 85) le tableau donné par Gassner.

Si nous nous fions aux recherches que nous avons pu faire et dont nous avons donné les résultats (page 90), nous voyons qu'il n'y a aucun rapport entre le poids de la femme et la quantité de liquide amniotique.

2° *Elle est proportionnelle au poids du fœtus.* — Si nous comparons les chiffres contenus dans la 7° colonne du tableau (page 90-91) et ceux signalés dans la 8° colonne, nous voyons tout de suite qu'il est impossible de trouver un rapport entre eux.

Les mêmes résultats seront obtenus si l'on étudie à ce point de vue le tableau que nous avons donné d'après Fehling.

3° *La quantité de liquide amniotique est-elle proportionnelle à la longueur du cordon?* — S'appuyant sur ses expériences, Fehling note que dans les cas où

La longueur du cordon avait 48.3, il y avait en moyenne 170 — 300 gr.

    —   —   52.6   —   850 — 445 gr

    —   —   58   —   560 — 950 gr.

    —   —   56.5   —   1000 —2045 gr.

et il lui semble que l'influence de la longueur du cordon est manifeste, car, « d'après les expériences physiques, la résistance qui existe dans un canal contre le courant d'un liquide est proportionnelle à la longeur de ce canal; ainsi plus long est le cordon, plus grande est la résistance, plus grande aussi la pression à laquelle est soumis le liquide circulant dans les vaisseaux ombilicaux ;

si bien que le liquide s'échappe dans la gélatine du
cordon et de là dans le liquide qui l'environne. Y a-t-il
un ou plusieurs circulaires? La résistance devient encore plus forte, car celle-ci est proportionnelle au diamètre du canal, et il n'est pas à douter que par les circulaires, la lumière des vaisseaux, surtout celle de la
veine, ne soit réduite. »

Devons-nous accepter les conclusions de Fehling ?
Or nous notons que, dans nos recherches :

Dans trois cas, où le cordon mesurait 52 centimètres, les quantités de liquide amniotique étaient de
450 gr. une fois; de 500 gr., 2 fois.

Dans deux cas, le cordon avait 59 centimètres; une
fois il y avait 250 gr. de liquide, l'autres fois 800 gr.

Dans deux cas, la quantité de liquide amniotique était
de 1,100 grammes. Dans un cas, le cordon mesurait
54 centimètres; dans l'autre, 38 centimètres.

Il ne faudrait pas accepter au pied de la lettre les conclusions de Fehling. De plus, la théorie qu'il a donnée
est sans doute vraie en physique ; mais on ne saurait,
sous peine d'erreur, assimiler ce qui se passe dans des
tubes de caoutchouc ou de verre, à la circulation du
sang dans les vaisseaux.

Si la longueur de ces vaisseaux, la plus ou moins
grande étendue de leurs diamètres peuvent avoir de l'importance, c'est quand l'organe central de la circulation
est lui-même atteint dans son énergie, ou bien lorsque la
diminution du calibre de la veine ombilicale est telle,
qu'elle peut devenir un véritable obstacle à la circulation.

En outre, dans la théorie de Fehling, il y a le défaut

que nous trouvons dans la plupart de celles qui ont été édifiées par les auteurs, qui se sont occupés des origines du liquide amniotique. En regard des sources capables d'augmenter la quantité du liquide amniotique, il faut toujours placer les voies par lesquelles le liquide amniotique, une fois formé, est résorbé.

C'est dans le rapport plus ou moins équilibré qui existe entre l'apport et la dépense, pour ainsi dire, qu'il faut chercher en grande partie la cause des inégalités qui existent entre les différentes quantités de liquide amniotique que l'on trouve à la fin des grossesses normales.

Nous ne pouvons rien dire touchant l'influence que peuvent avoir *les circulaires du cordon*; il est bien rare d'observer des circulaires assez serrés pour amener une compression des vaisseaux, capable de produire une gêne de la circulation. Il ne faut pas, en effet, juger de la tension des circulaires par ce que nous voyons pendant l'accouchement. Si, en effet, au moment du dégagement nous trouvons, dans ces cas, le cordon étroitement appliqué sur une partie fœtale, cela tient à la tension subie par le cordon par le fait de l'engagement de la partie fœtale.

Quelle peut être l'influence du degré de torsion sur lui-même du cordon? D'après quelques auteurs, la torsion dans certains cas pourrait être telle qu'elle suffirait pour produire de l'hydramnios.

Kehrer (1) a rapporté un cas dans lequel le cordon

(1) Die Torsionen des Nabelstranges. Arch. fur Gynæk, t. XIII, p. 230.

était tourné 21 fois sur lui-même; l'enfant était né vivant.
L'auteur ne parle pas de la quantité de liquide amniotique qui existait dans ces cas, mais il donne comme
conclusions que ces multiples torsions du cordon ne sont
capables d'apporter aucun trouble ou à peine un léger
trouble à la circulation placentaire. En cela, il s'appuie
sur l'etat du fœtus qui était, né vivant, mais surtout sur
l'examen anatomique des vaisseaux, dont le calibre
n'était pas sensiblement rétréci.

Mais, à côté de ces cas, il en est d'autres où ces tours
de torsion sont tellement considérables, qu'il devient
pour ainsi dire impossible de les compter.

Schauta (1) a rapporté trois faits très intéressants.

1° Un premier cas dans lequel il y avait 380 tours sur
le cordon; il y avait de l'hydramnios. L'enfant était
mort, et au point d'insertion du cordon, sur l'ombilic,
on pouvait constater que la peau du ventre avait été
entraînée et contribuait ainsi à former quelques tours
du cordon;

2° Dans un second cas, il y avait grossesse gémellaire. Le premier enfant naquit vivant et pesant 1,080 gr.
Le deuxième était plus petit; le cordon était tourné
307 fois sur lui-même. L'auteur ne dit rien sur la
quantité de liquide amniotique;

3° Dans un troisième cas, il y avait 58 tours sur le
cordon d'une fille momifiée. Il y avait hydramnios
manifeste.

L'auteur pense que dans ces trois cas la torsion du
cordon s'est faite après la mort.

(1) Zur Lehre von der Torsion der nabelschnur. Arch. für Gynæk.,
t. XVII, p. 21, 1881.

Grâce à l'obligeance de M. Schatna, il nous a été possible d'examiner attentivement les pièces qui font le sujet de ces observations. Il nous a paru certain, en effet, que la vie était incompatible avec cette lésion du cordon ombilical. M. Schauta n'a pas essayé de faire d'injections dans les vaisseaux du cordon ombilical, mais il suffisait de voir combien étaient serrés les tours les uns contre les autres (ce dont les dessins annexés au mémoire ci-dessus suffisent à peine à donner une idée), pour que l'on fût convaincu qu'une injection aurait eu les plus grandes difficultés à franchir toute la longueur du cordon.

Cependant, il est bien difficile de s'expliquer comment tous ces tours se seraient produits après la mort; sauf peut-être pour le cas n° 2, où on pourrait accuser l'influence des mouvements actifs exécutés par le second fœtus resté vivant.

Il est donc possible d'admettre qu'il y a eu d'abord un commencement de torsion, ayant amené la mort du fœtus par asphyxie, conformément à l'opinion de Dohrn (1).

Nous noterons que sur ces trois cas il en est deux dans lesquels il y avait hydramnios. Dans un cas il n'y avait pas d'hydramnios, mais M. Schauta n'avait pas assisté à l'accouchement, et il n'a eu de renseignements que par les élèves qui en étaient chargés; dans tous les cas, il nous a fait remarquer que l'enfant était mort depuis

(1) Arch. fur Gynæk., t. XIII, p. 234.
Voy. aussi sur cette question :
Martin. Zeitschrift fur Geburtshülfe und Gynæk, t. II.
Ruge. Ibid., t. III, cahier II.

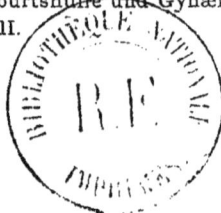

longtemps au moment de l'accouchement, et qu'il était impossible d'affirmer qu'il n'y avait pas eu hydramnios au moment de la mort du fœtus.

En résumé, nous sommes convaincu que dans les faits rapportés par Schauta, la torsion exagérée du cordon avait commencé pendant la vie du fœtus et s'était probablement continuée après la mort de celui-ci, mort due à la compression graduelle des vaisseaux ombilicaux.

Nous sommes assez tenté d'attribuer l'hydramnios qui existait dans ces cas à l'occlusion de la veine ombilicale ; nous n'oserons cependant formuler aucune conclusion formelle.

Quoi qu'il en soit de ces faits pathologiques sur lesquels nous avons trop peu de données sérieuses, pour pouvoir les utiliser, il n'en reste pas moins avéré que lorsque la torsion du cordon est un peu plus considérable qu'à l'état normal (21 tours), le calibre des vaisseaux n'est pas diminué, elle n'a donc aucune influence sur la production plus ou moins grande du liquide amniotique.

4° *La quantité du liquide amniotique est-elle proportionnelle au poids du placenta ?* En regardant les tableaux qui précèdent, on pourra s'assurer qu'il n'existe aucun rapport entre ces deux termes.

———

Nous avons jusqu'ici étudié les sources du liquide amniotique, en nous contentant de prouver que chacune d'elles concourt à la formation de ce liquide. Mais il nous faut maintenant aller plus loin et étudier la part qui doit être attribuée à chacune d'elles dans la production générale.

De tout ce que nous avons dit plus haut, nous croyons pouvoir conclure que *le liquide amniotique provient à la fois de l'organisme fœtal et de l'organisme maternel*.

A. *Il provient de l'organisme fœtal*. — Sa source la plus nette, celle qui doit le moins prêter à la discussion est l'excrétion de l'urine dans la cavité amniotique, excrétion qui se fait abondamment.

A l'état normal, quand le fœtus est entièrement sain, y a-t-il une transsudation à travers l'amnios, des parties liquides du sang contenu dans la veine ombilicale? Rien ne nous autorise à donner une conclusion formelle; mais pour peu qu'il y ait une entrave légère à la circulation en retour, nous pensons que cette exosmose se fait avec intensité. C'est à l'intensité plus ou moins énergique de ce phénomène que sont dues en partie les variations de quantité du liquide amniotique pendant la grossesse.

Il est probable que, surtout dans les premiers temps de la grossesse, l'excrétion cutanée doit être placée parmi les causes de production du liquide amniotique, mais cette origine n'a pas encore été démontrée expérimentalement.

B. *Il provient de l'organisme maternel*. — Les expériences que nous avons rapportées plus haut prouvent que les liquides passent avec une très grande facilité à travers les membranes, et qu'ils peuvent ainsi passer du sang maternel dans la cavité de l'amnios.

Ce phénomène d'osmose se produit-il pendant le cours

de grossesses normales? Nous ne saurions l'affirmer. Car dans nos expériences, nous avons peut-être produit une légère augmentation de la tension du sang dans les vaisseaux de l'utérus; mais il nous paraît certain que si, pour une cause quelconque, il y a une gêne de la circulation veineuse dans les organes génitaux, ce phénomène se produit très vite et il en résulte une production de liquide amniotique.

Cette gêne de la circulation veineuse existe-t-elle dans toutes les grossesses? Cela est possible et même probable, si on tient compte du grand développement que prennent les veines utérines pendant la gravidité, et de la dilatation que l'on voit alors sur leur trajet.

Mais il est une considération dont on doit tenir compte et qui montre combien est complexe la question dont nous nous occupons.

En effet, le liquide amniotique une fois formé que devient-il? Va-t-il rester définitivement confiné dans cette cavité? Et si nous trouvons à la fin de la grossesse 500 grammes de liquide dans l'amnios, sommes-nous en droit de dire que 500 grammes de liquide seulement ont été produits pendant tout le cours de la grossesse? Ou bien pouvons-nous penser qu'il y a une certaine résorption soit à la surface de l'amnios, soit par le fœtus?

C'est là un côté de la question qui semble avoir jusqu'ici peu intéressé les accoucheurs et qui cependant nous paraît avoir la plus grande importance.

En effet, on ne s'occupe guère que de l'absorption par le fœtus d'une certaine quantité de liquide amniotique. Sur ce point les auteurs peuvent être divisés en deux camps bien distincts. Les uns comme Shatz (1) pensent « *que pendant les derniers mois de la grossesse, le fœtus boit le liquide amniotique* en certaine quantité, comme le montrent les résidus du méconium. »

Les autres ne font aucune attention à cette opinion, qu'ils rejettent sans examen et qu'ils considèrent comme dérisoire. Nous ne voulons pas trancher définitivement la question.

Cependant si l'on considère les faits que nous avons rapportés (page 74), faits dans lesquels on voit qu'au bout de très peu de temps on trouvait dans l'estomac des fœtus une notable quantité de ferrocyanure de potassium, qui avait été injecté dans les vaisseaux de la mère et était passé directement dans la cavité de l'amnios, on pourrait être poussé à croire que les fœtus font fréquemment des mouvements de déglutition. De fait, quand on a ouvert l'utérus d'une lapine, et quand on a recueilli des œufs sur une soucoupe par exemple, on peut voir les fœtus faire de rapides et fréquents mouvements de déglutition ; mais il est infiniment probable que ces mouvements ne se font que pendant la période d'asphyxie, à laquelle est soumis le fœtus, alors que l'œuf est détaché de l'utérus. Si, en effet, il en était autrement, si le ferrocyanure de potassium pénétrait rapidement dans l'estomac, on se demande comment il n'aurait pas été absorbé dans un espace de vingt minutes que durait l'expérience, et comment on n'aurait pas vu apparaître ce corps dans les reins, alors qu'injecté au fœtus, il y apparaît au bout de quatre minutes.

(1) Verhandlungen des Gynækologischen Section der Naturforscher. Versammlung zu Breslau, 17 septembre 1874.

C'est là du reste une question ouverte, sur laquelle nous ne pouvons encore nous prononcer.

Mais est-ce là la seule voie par laquelle le liquide amniotique peut être résorbé ? Beaucoup d'auteurs disent que les liquides se diffusent rapidement, et passent de la cavité amniotique dans le sang maternel; Gusserow (1) constatant les divergences qui existaient entre les analyses du liquide amniotique, pensait qu'il fallait les attribuer au plus ou moins haut degré de diffusion de ce dernier.

Son opinion fut répétée, sous toutes les formes sans que l'on parût songer à la vérifier par l'expérience.

Seul, Savary (1) essaya de trancher la question en injectant dans un fœtus resté adhérent à l'utérus une dose de strychnine, « capable de produire les convulsions et la mort au bout de trois quatre minutes ». Il vit apparaître les convulsions chez la mère au bout de vingt minutes.

Gusserow (2), qui a repris ces expériences, dit que si on injecte le poison dans la cavité amniotique, il ne se produit aucune convulsion chez la mère, ce qui est absolument contraire à l'opinion émise par cet auteur et que nous mentionnions tout à l'heure.

Nous ne connaissions pas ces expériences quand nous avons entrepris celles qui suivent.

Nous avons employé le sulfate de strychnine parce que ce corps nous a paru déterminer rapidement des convulsions dont il était impossible de méconnaître la nature.

(1) Loc. cit. Arch. fur Gynæk, t. III.
(2) Verhandlungen der Versammlung deutscher Gynækologen, in Munchen, 17 septembre 1877.

EXPÉRIENCE.

Le 19 mai. Lapine sur le point de mettre bas.

Après avoir ouvert la paroi abdominable et mis l'intérus à nu, j'injecte daus la cavité de l'amnios de l'un des œufs, 20 gouttes d'une solution contenant 10 centigr. de sulfate de strychnine.

J'eus soin de me servir d'une seringue de Pravaz, munie d'un canule à bec extrêmement fin. Après avoir retiré la seringue, j'appliquai immédiatement une pince sur le point où j'avais fait la piqûre, afin d'être certain qu'aucune particule du liquide ne pourrait refluer dans la piqûre et être en contact direct avec les tissus maternels.

Au bout de 17 minutes, je vis apparaître une forte convulsion suivie bientôt d'autres analogues. Malheureusement, à ce moment, l'utérus fit brusquement hernie à travers la plaie de la paroi abdominale, se déchira et du liquide tomba dans le péritoine.

Bien que j'eusse la certitude absolue que les mouvements convulsifs étaient dus à l'action de la strychnine sur l'organisme maternel, je renonçai à tenir compte de cette expérience, qui pouvait donner prise à la critique par suite de l'accident survenu.

Je dois dire seulement que la lapine mourut 20 minutes après, avec les signes de l'empoisonnement par la strychnine. Tous les fœtus étaient vivants, même celui dans la cavité amniotique duquel j'avais inoculé de la strychnine.

Je recommençai donc l'expérience précédente.

Le 6 juin. Lapine pleine, 6 jours environ avant la mise bas.

Après avoir ouvert la paroi abdominale, et mis l'utérus à découvert, j'injecte dans la cavité de l'amnios 20 gouttes d'une solution contenant, dix centigrammes de sulfate de strychnine. Je me suis servi cette fois d'une seringue de Pravaz que j'avais munie d'une canule en verre effilé, analogue à celles dont on se sert pour faire les injections de lymphatiques. J'étais sûr ainsi de faire une piqûre extrêmement petite et presque imperceptible.

Une fois l'injection terminée et la canule retirée, je laissai la cavité abdominale ouverte, l'utérus restant sous mes yeux, et, à l'aide d'une loupe, j'examinai attentivement la paroi utérine, afin de voir si une goutte de liquide ne venait pas sourdre à la surface. Je ne vis rien de pareil se produire, d'où je crois pouvoir conclure qu'aucune particule de l'injection n'a été absorbée directement par les vaisseaux utérins. Inutile de dire que j'avais choisi pour faire l'injection une partie de la paroi utérine, où il n'y avait pas de vaisseaux, fait facile à constater par transparence ; grâce à cette précaution, pas une goutte de sang ne s'était échappée.

Pendant 20 minutes, rien ne se produisit ; cependant, de la 17e à la 20e minute, je crus m'apercevoir de l'existence d'un léger tremblement de tout l'animal, dont la respiration était plus rapide.

A ce moment, j'appliquai sur le sternum de l'animal un tambour de Marey et, à la 20e minute, je vis apparaître de violentes convulsins qui durèrent 2 minutes

pour reprendre ensuite. Etant sûr de la réalité des phénomènes convulsifs, dont je pouvais toujours contrôler
la nature, grâce à leur transcription par l'appareil en-
registreur, je sacrifiai l'animal à la 24° minute.

J'ouvris immédiatement l'utérus. Il n'existait nulle
part d'ecchymoses sur ses parois, et il m'eût été impossible de reconnaître l'œuf où j'avais fait l'injection, si je
n'avais au préalable noté qu'il était le deuxième à partir de la trompe gauche.

Tous les petits étaient vivants, sauf celui dans l'œuf
duquel j'avais fait l'injection. Ce fœtus était mort, la tête
fortement étendue en arrière, en opistothonos, tandis
que toujours chez les fœtus la tête est fléchie.

Nous résumerons en quelques mots les résultats de
cette expérience.

1° Nous avons la conviction absolue de n'avoir injecté
aucun particule de la solution de sulfate de strychnine
dans le péritoine de la mère. Nous sommes convaincu
qu'aucune partie du poison n'a reflué à travers la piqûre faite dans la paroi utérine. Nous croyons avoir
pris des précautions suffisantes pour que notre affirma-
tion ne soit pas contestée.

2° On remarquera que les résultats que nous donnons
sont bien différents de ceux donnés par Savary et par
Gusserow. Ces auteurs ont vu les symptômes d'empoisonnement apparaître 20 minutes après avoir injecté le
poison au fœtus : ils n'ont obtenu aucun résultat après
avoir injecté le poison dans la cavité de l'amnios.

Nous sommes certain de ne pas avoir fait notre injection dans le fœtus ; car nous avons pu nous assurer,
par la facilité avec laquelle nous pouvions imprimer des

mouvements à notre canule, qu'elle était dans la cavité de l'amnios.

Il est probable que dans leurs expériences, les auteurs que nous venons de citer, ont dû laisser tomber quelques gouttes de liquide dans la cavité de l'amnios soit en retirant leur instrument, soit parce qu'ils auront injecté une trop grande quantité de liquide dans les tissus du fœtus, et qu'une partie aura reflué par la piqûre faite à la peau.

Du reste, il y a une contradiction flagrante entre l'opinion de Gusserow qui veut que les liquides passent avec une très grande lenteur à travers le placenta, quand ils vont de la mère dans le fœtus, et qu'ils passent très vite par le même organe, quand ils vont du fœtus chez la mère (1).

Quant aux résultats négatifs que ces auteurs ont obtenus en injectant de la strychnine dans la cavité de l'amnios, je ne sais comment les interpreter, sinon par un vice dans l'expérience. Il serait à désirer que ces expériences fussent reprises par de nouveaux expérimentateurs et avec des produits différents :

3° La lapine a bien eu des convulsions dues à l'empoisonnement par la strychnine.

Nous avons pu comparer le tracé que nous avons obtenu à d'autres, que nous avions recueillis l'année dernière en empoisonnant des lapins avec de la strychnine,

(1) Arch. fur Gynæk, t. IX, p. 314. Voyez aussi sur ce point le récit des expériences de Fehling qui, ayant donné du curare à des lapines pleines. a vu les mères succomber, l'une au bout de quinze minutes, l'autre au bout de quatre heures et demie, sans que les fœtus fussent tteints. Après une injection faite directement sur ces derniers, ils moururent en quelques instants.

dans un but différent, et nous avons pu nous convaincre de leur identité.

4° En considérant le fœtus qui seul était mort, nous croyons pouvoir dire, surtout en tenant compte de la forte extension de la tête sur le tronc, que lui aussi est mort par suite de l'action de la strychnine. (Remarquons que la mère a eu des convulsions avant que nous la sacrifions, et que nous avons dû perdre 2 ou 3 minutes avant d'ouvrir l'œuf.) Il est possible que le fœtus ait subi un commencement d'asphyxie.

Il est certain qu'*il se fait un échange rapide entre les matériaux contenus dans l'œuf et ceux contenus dans les vaisseaux maternels.*

Nous avons dit plus haut (p. 79) avec quelle rapidité des liquides injectés dans le sang maternel peuvent passer dans l'œuf, et nous avons vu que ce passage s'effectuait directement, sans traverser l'organisme fœtal, nous avons même pu pour ainsi dire voir passer ces liquides entre les cellules pavimenteuses de l'amnios ; maintenant, nous voyons que les substances dissoutes injectées dans la cavité de l'amnios, peuvent passer rapidement dans l'organisme maternel.

Par quelles voies s'effectue ce passage? Pour l'établir, il nous eût fallu faire des recherches chimiques délicates, que nous n'avons même pas essayé d'entreprendre, à cause de notre incompétence.

Elles ne peuvent du reste être faites que dans un laboratoire et nous n'en n'avions pas à notre disposition.

Bien que nous ne puissions donner aucune conclusion absolue, nous inclinons à croire que le liquide allant de l'œuf vers la mère, suit les mêmes voies que celui allant de la mère vers le fœtus.

Il ne nous paraît pas nécessaire d'admettre que le fœtus ait dû primitivement absorber le poison, et le passage de celui-ci se faire par le placenta (1).

Il nous semble certain, qu'il ne faut pas considérer la cavité amniotique comme un sac fermé qui reçoit toujours sans jamais donner.

C'est à ces échanges continuels qui existent entre la cavité amniotique et l'organisme maternel, qu'il faut en partie attribuer ces variations si grandes qui existent entre les analyses de liquide amniotique données par les auteurs.

(1) On nous permettra de rapprocher de nos expériences eclles qui ont été entreprises par MM. Tarnier et Pinard et qui sont rapportées dans le Traité d'accouchements de MM. Tarnier et Chantreuil, p. 602.

Ces auteurs, à la suite de trois séries d'expériences, ont pu constater que les liquides transsudent facilement à travers l'amnios, quand on les soumet à une certaine pression.

Pendant le travail, le vagin est très humide; c'est à la perméabilité des membranes qui permet l'exosmose des liquides contenus dans l'œuf, qu'est dû ce phénomène.

DEUXIÈME PARTIE

Des causes de l'hydramnios

DEUXIÈME PARTIE

DES CAUSES DE L'HYDRAMNIOS

REMARQUES GÉNÉRALES

Comme pour toutes les affections dont la pathogénie est peu ou mal connue, on a cherché à établir l'étiologie de l'hydramnios en faisant des statistiques ; on a cherché toutes les particularités qui pouvaient coïncider avec l'hydramnios et suivant le plus ou moins de fréquence avec laquelle on les trouvait, on en a fait des causes plus ou moins actives, ou tout au moins prédisposantes.

Un pareil travail, s'appuyant sur des données le plus souvent incomplètes, ne pouvait donner que des résultats inexacts.

Quelques exemples feront mieux saisir combien manquent de valeur la plupart des propositions qui ont été émises à la suite des ces recherches.

Si on réunit un grand nombre de cas d'hydramnios, on trouve une proportion plus fréquente de grossesses gémellaires que sur une quantité semblable de grossesses sans hydramnios. Donc la grossesse gémellaire prédispose à l'hydramnios ; donc la grossesse gémellaire est une des causes de l'hydramnios.

Dans les cas d'hydramnios, les enfants sont souvent mort-nés et macérés. Donc la présence d'un enfant mort-né et macéré est une cause d'hydramnios.

Mais pourquoi ces causes agissent-elles, comment peuvent-elles agir? Pas un mot n'est dit sur ce point. On a décrit les causes prédisposantes ; on n'a pas, il est vrai, cherché à approfondir leur valeur réelle en étudiant le mécanisme par lequel elles peuvent prédisposer à la formation de l'hydramnios, mais les statistiques données sont considérées comme suffisamment démonstratives, et l'esprit est satisfait.

Un tel raisonnement est bien le plus sujet à erreurs qui se puisse imaginer, et nous ne connaissons guère de méthode plus déplorable que celle qui consiste à établir un lien de cause à effet entre des faits, parcequ'ils coïncident plus ou moins fréquemment ensemble.

Aussi ne faut-il pas s'étonner de voir les auteurs interpréter en sens divers les statistiques, et pour ne parler que des traités classiques qui doivent être considérés pour la plupart, comme le reflet des idées généralement admises, on voit les uns penser que l'hydramnios est une cause de mort du fœtus, tandis que les autres admettent que la mort du fœtus est due la production de l'hydramnios.

Mais s'il faut regretter les conclusions que les auteurs ont voulu tirer de leurs recherches statistiques, il n'en résulte pas qu'il faille condamner d'une manière absolue ces dernières ; elles peuvent avoir en effet leur utilité ; elles présentent même un grand intérêt, si on ne veut pas leur demander plus qu'elles ne peuvent donner, et si on les regarde seulement comme des jalons propres à indiquer vers quelles voies on doit diriger les recherches, dans l'espérance d'arriver à des résultats précis.

Nous n'attacherons pas d'autre importance aux propositions qui ne s'appuient que sur des statistiques ; du reste beaucoup de celles-ci sont sujettes elles-mêmes à contestation, ainsi que nous avons pu nous en assurer, en faisant le dépouillement de plus de cinq cents observations d'hydramnios, recueillies à la maternité de Paris depuis l'année 1825 jusqu'en 1881.

Une étude critique sur ce sujet, serait trop étendue pour trouver place dans ce mémoire. Au surplus nous ne voulons nous appuyer ici que sur les observations que nous avons recueillies nous-même, et sur celles qui nous ont été communiquées, mais dont nous avons pu voir les pièces anatomiques. Le nombre de faits sera moins considérable, mais les observations paraîtront peut-être plus complètes et plus propres à entraîner la conviction.

Dans les observations que nous avons recueillies, nous avons rencontré les lésions les plus diverses du fœtus et de ses annexes.

Pour chercher le rapport qui pouvait exister entre ces modifications pathologiques et la production de l'hydramnios, pour déterminer s'il n'y avait pas seulement une simple coïncidence entre ces deux termes, ou s'il y avait entre eux un rapport de cause à effet, nous avons pensé que la méthode la plus sérieuse consistait à rapprocher sans cesse les faits pathologiques que nous observions, des recherches physiologi-

ques que nous avons faites, et que nous avons expo-
sées dans la première partie de ce mémoire.

Dans ce qui va suivre, nous adopterons donc la marche que nous avons suivie, quand nous avons étudié les
origines du liquide amniotique ; nous prendrons une à
une chacune des sources de ce dernier, et nous verrons
si les faits pathologiques que nous avons observés, sont
capables de les modifier en augmentant leur activité.
Nous espérons arriver ainsi à une interprétation plus
rigoureuse des faits que nous rapporterons.

I

L'HYDRAMNIOS PEUT-ELLE ETRE DUE A UNE AUGMEN-TATION DE LA SÉCRÉTION URINAIRE DU FŒTUS.

Il est impossible, dans l'état actuel de la science, de formuler la moindre conclusion sur ce point.

Dans les observations que nous avons recueillies, nous avons examiné avec soin microscopiquement et à l'aide du microscope, les glandes rénales du fœtus ; n'ayant jamais observé de lésions, nous ne pouvons apporter de documents nouveaux, capables d'éclairer la question.

Remarquons seulement que le résultat négatif de nos recherches ne peut servir à démontrer que le rôle des reins est toujours nul dans le cas de production d'hydramnios ; car la sécrétion urinaire peut se faire avec une très grande abondance, sans qu'il y ait la moindre altération du parenchyme rénal.

C'est là, du reste, une question ouverte, qui ne sera résolue que lorsqu'on connaîtra mieux qu'aujourd'hui la pathologie fœtale.

II

DOIT-ON CONSIDÉRER COMME CAPABLES DE PRODUIRE L'HYDRAMNIOS, LES AFFECTIONS CUTANÉES DONT PEUT ÊTRE ATTEINT LE FŒTUS.

Cette question pourra peut-être paraître bizarre et superflue; néanmoins nous croyons devoir la poser, parce que plusieurs observations ont été rapportées, dans lesquelles on faisait figurer en première ligne, comme cause de l'hydramnios, des affections cutanées du fœtus, et plus particulièrement le pemphigus (1).

Nous avons vu combien il était difficile de dire quel pouvait être le rôle de la peau du fœtus dans la production du liquide amniotique, et que, jusqu'à ce moment, on avait rapporté sur ce sujet plus de théories que de faits. Les observations que nous avons recueillies n'apportent aucune lumière sur la question.

En effet, nous n'avons trouvé qu'un seul fait dans lequel il y eut pemphigus et en même temps hydramnios; ce cas nous a été communiqué par Budin, nous le rapportons plus loin; mais en lisant cette observation, on verra qu'elle contient des particularités tellement complexes, qu'il est bien difficile de préciser quelle influence on peut attribuer à la présence du pemphigus.

(1)Voir Charpentier. Arch. Tocologie, 1880, et tirage à part, pag. 90-91, 26 et 27.

Nous avons vu, d'autre part, le pemphigus exister sur le fœtus, sans qu'il y eût hydramnios. Nous avons pu faire l'examen histologique de bulles de pemphigus congénital, grâce à l'obligeance de notre collègue Labat qui a bien voulu nous donner des pièces, qu'il avait recueillies dans le service de M. Tarnier. Nous n'avons rien trouvé qui nous permît de considérer le pemphigus comme capable de donner lieu à une production exagérée du liquide amniotique. Ajoutons toutefois que M. Budin nous a dit avoir vu deux cas dans lesquels il y avait à la fois hydramnios et malformation de la peau du fœtus.

Dans le premier cas, le fœtus était recouvert par des nævi envahissant presque toute la surface cutanée.

Dans le second cas, il y avait une malformation particulière de la peau qui paraissait trop longue en certains points, comme par exemple à la nuque où elle formait un fort repli, et trop courte au niveau des orifices, tels que la bouche, les paupières qui restaient largement ouverts.

Mais avant de conclure, il est nécessaire que de nouvelles recherches viennent éclairer ces faits encore si obscurs.

III

EXISTE-T-IL DES FAITS DANS LESQUELS ON PUISSE
ATTRIBUER LA FORMATION DE L'HYDRAMNIOS A DES
TROUBLES DE LA CIRCULATION FŒTALE, AYANT POUR
CONSEQUENCE UNE EXAGERATION DE LA PRESSION DU
SANG DANS LE SYSTÈME DE LA VEINE OMBILICALE?

Après les détails dans lesquels nous sommes entrés
dans la première partie de notre mémoire, sur les effets
de l'augmentation de la pression du sang dans la veine
ombilicale, et ses branches d'origine, nous croyons
qu'il est inutile de démontrer ici qu'un excès de tension dans cette veine peut devenir une cause d'hydramnios; nous avons montré non seulement que la pression augmentant dans ce vaisseau, les parties liquides
du sang traversent les parois vasculaires pour venir
s'épancher dans la cavité de l'amnios, mais nous avons
encore essayé de déterminer les voies par lesquelles
passe le liquide.

Nous ne reviendrons plus sur tous ces détails, et
nous nous bornerons ici à chercher dans les observations que nous avons recueillies, si on ne trouve pas
des lésions fœtales, capables de produire l'hydramnios
par ce mécanisme.

Sur ce point, nous devons dire que les matériaux
abondent, et nous espérons que la plupart des faits qui
suivent ne laisseront aucun doute dans l'esprit.

On sait que la veine ombilicale provient des milliers de canalicules qui dans les villosités fœtales succèdent aux capillaires provenant des artères ombilicales ; par leur réunion, ces branches capillaires forment de gros rameaux qui sillonnent la face fœtale du placenta, enfin ces branches se réunissent pour constituer la veine ombilicale, qui vient se terminer dans le foie, en s'y ramifiant.

Nous rechercherons donc dans nos observations, si nous trouvons des lésions anatomiques portant sur ces différentes parties de la veine ombilicale et capables d'augmenter la pression intra-vasculaire.

Mais ces causes qui agissent directement sur la veine ombilicale sont les plus rares. Le plus souvent la pression du sang dans ce vaisseau est augmentée par le fait de lésions qui, pour être éloignées, n'en agissent pas moins énergiquement.

En effet, le sang de la veine ombilicale traverse en grande partie le foie et gagne le cœur.

On conçoit que la pression puisse être augmentée dans son intérieur, si sur un point quelconque de ce long trajet se trouve un obstacle à la circulation.

Or, nous verrons que chez le fœtus on peut trouver, quand il y a hydramnios, des lésions du foie, des lésions du cœur qui peuvent par le mécanisme que nous venons d'exposer, amener la naissance de cette complication.

Avant d'entrer dans le détail des observations, qu'on nous permette une comparaison, qui fera mieux comprendre l'importance que nous croyons devoir attribuer à chacune de ces causes.

Quand on veut étudier les causes de l'ascite, *par*

troubles circulatoires, que fait-on ? On montre tout d'abord quelle importance faut attac il her aux lésions capables d'augmenter la tension dans le système de la veine porte. On comprend dès lors facilement que les obstacles, agissant directement sur le tronc même de la veine porte (ganglions etc.), soient des causes très énergiques; puis on remonte plus haut, en suivant toujours le cours du sang, et on prouve que si, dans certaines maladies du foie, on observe de l'ascite, cela tient à ce que les branches de la veine porte sont comprimées, oblitérées ou détruites par le processus morbide. Ces lésions suffisent pour donner lieu à des épanchements ascitiques énormes, malgré les nombreuses voies supplémentaires qui sont ouvertes au sang, (veines portes accessoires).

On peut encore remonter plus haut; le cœur droit peut être lui-même lésé; et que trouve-t-on alors? La circulation veineuse est gênée dans toute son étendue, on trouve dans le foie des lésions spéciales, qui sont non plus la cause, mais l'effet des troubles vasculaires; comme terme ultime, on voit la pression du sang être augmentée dans le système de la veine porte, d'où production d'une ascite plus ou moins considérable.

Mais ce n'est pas tout encore: la cause primitive de tous ces désordres peut siéger plus haut que le cœur; il faut la chercher dans un trouble de la circulation pulmonaire.

On sait combien sont complexes les lésions que l'on rencontre dans ces derniers cas; on sait aussi que de recherches il a fallu faire pour arriver à établir la filiation de tous les accidents que l'on observait.

Or nous pensons qu'un semblable travail doit être fait, quand on veut étudier les causes de l'hydramnios.

En effet, la veine porte, chez le fœtus, n'a pas l'importance qu'elle acquiert chez l'adulte et n'a aucune fonction spéciale : chez le premier, c'est la veine ombilicale qui va puiser dans le placenta les principes nutritifs, et qui, après avoir traversé le foie en s'y ramifiant, vient déverser le sang dans la veine cave ; de la même manière que chez le second (la veine ombilicale devenue inutile, ayant disparu), c'est la veine porte qui va puiser les matériaux nutritifs sur la surface intestinale, et qui, après avoir traversé le foie, va se jeter dans la veine cave.

Au point de vue physiologique, il y a une identité absolue entre la veine ombilicale et les branches d'origine de la veine porte qui viennent se ramifier sur la surface intestinale.

On remarquera, de plus, qu'il y a également un certain degré de similitude dans les rapports anatomiques de la veine ombilicale et ceux des branches d'origine de la veine porte. En effet, si celles-ci cheminent sous la séreuse péritonéale, la première est en rapport intime avec l'amnios.

En un mot, au point de vue physiologique, il y a *analogie complète de fonctions entre la veine ombilicale et les branches intestinales de la veine porte.*

Disons qu'il y a également identité au point de vue pathologique.

Quand il y a compression, phlébite, de la veine ombilicale, on voit se produire l'hydramnios, comme chez l'adulte on voit naître l'ascite quand il y a compression, oblitération du tronc de la veine porte.

Quand il y a compression, oblitération ou destruction des branches de la veine ombilicale qui vont se ramifier dans le foie, on voit se produire de l'hydramnios ; absolument comme chez l'adulte on voit se produire de l'ascite, quand il y a compression, oblitération ou destruction des branches de la veine porte qui se ramifient dans le foie.

L'analogie qui existe entre la pathogénie de l'ascite et de l'hydramnios est également évidente dans le cas d'affection cardiaque ; chez le fœtus comme chez l'adulte, on rencontre les mêmes lésions, dilatations des cavités du cœur, insuffisances valvulaires ; mais chez le fœtus, on trouve de l'hydramnios dans les cas qui chez l'adulte produiraient de l'ascite.

Nous pensons, en un mot, qu'il y a plus qu'une analogie apparente entre l'ascite de l'adulte et l'hydramnios chez le fœtus, et nous croyons pouvoir formuler cette proposition :

Dans tous les cas OU ELLE EST DUE A DES TROUBLES VASCULAIRES *l'hydramnios est pour le fœtus, ce que l'ascite* PAR GÊNE APPORTÉE A LA CIRCULATION DE LA VEINE PORTE *est pour l'adulte.*

Dans certains cas on trouve en même temps de l'ascite chez le fœtus et de l'hydramnios. L'ascite peut être due à une péritonite concomitante, mais elle est quelque fois aussi le résultat de la gêne apportée à la circulation ; le plus souvent elle est légère, elle est toujours, du reste, un phénomène secondaire, comme l'œdème des bourses et de la paroi abdominale est un phénomène secondaire dans le cas d'ascite chez un adulte.

Nous éliminons de parti pris tous les cas d'ascite considérable signalés chez les fœtus mort-nés et qui ne sont que le résultat de la macération.

La lecture des observations qui suivent montrera, nous l'espérons, le bien fondé de notre opinion.

A.

Des lésions du placenta considérées comme cause de l'hydramnios?

Les lésions du placenta sont multiples et pour la plupart mal connues au point de vue anatomique ; aussi est-il très difficile de juger la valeur des observations, dans lesquelles on attribue à des lésions placentaires la formation de l'hydramnios; de plus, la plupart sont incomplètes ; le placenta et les membranes ayant été examinés sans qu'il soit donné de renseignement sur l'état du fœtus (voy. Charpentier, *loc. cit.*, p. 49); dans d'autres cas, les auteurs se bornent à signaler l'aspect macroscopique du placenta et ne paraissent pas avoir fait l'étude histologique des points présumés malades.

Quoi qu'il en soit, on a surtout signalé la présence d'adhérences anormales du placenta, de dégénérescences fibro-graisseuses de cet organe.

En ce qui concerne l'influence que pourrait avoir sur la production de l'hydramnios la présence d'adhérences du placenta, nous croyons qu'elle doit être bien minime, sinon nulle.

Nous appuyons notre opinion sur les deux faits suivants : 1° Parce que nous n'avons vu aucun cas dans lequel il y eût à la fois hydramnios, et adhérences du placenta;

2° Et c'est la raison que nous croyons la plus sérieuse, parce que nous avons observé un certain nombre de faits dans lesquels il y avait adhérence du placenta sans qu'il y eût hydramnios.

Nous serions donc assez disposé à admettre qu'il n'y avait qu'un fait de coïncidence dans les observations auxquelles nous faisons allusion plus haut. Que penser de l'influence que l'on a voulu attribuer à la présence d'une dégénérescence fibro-graisseuse du placenta?

Le plus souvent, quand on signale cette lésion du placenta, le microscope montre une altération, accentuée surtout sur la partie fœtale. Les villosités choriales sont augmentées de volume, le tissu fibreux s'y trouve en plus grande abondance qu'à l'état normal, l'épithélium de revêtement est gonflé.

Le tissu fibreux suit toujours le trajet des vaisseaux qu'il entoure, comprime et finit par oblitérer. Les parties malades subissent alors la dégénérescence graisseuse.

C'est ce processus qui a été si bien étudié dans ces derniers temps par Ercolani, Frankel et MM. de Sinety et Malassez.

Nous n'avons pas à discuter ici la nature même de ces lésions, que Frankel surtout considère comme caractéristique de la syphilis.

Nous nous en tiendrons seulement à la partie indiscutable des recherches de ces auteurs, c'est-à-dire la marche des processus que nous venons de résumer.

Dans les observations d'hydramnios que nous avons recueillies, nous avons rarement vu des dégénérescences fibro-graisseuses du placenta. Il y avait toujours du côté du fœtus d'autres lésions qui nous ont paru seules jouer un rôle important dans la production de l'hydramnios.

Pendant notre internat, nous avons recueilli trentehuit observations de dégénérescence fibro-graisseuse plus ou moins étendue du placenta. Or, même dans les cas où il y avait syphilis avérée du côté des parents et infection du fœtus, il n'y avait pas d'hydramnios.

Nous ne rapportons pas ces observations qui presque toutes semblent copiées les unes sur les autres.

Nous croyons donc qu'il est impossible d'affirmer qu'il y ait entre les altérations fibro-graisseuses du placenta et l'hydramnios un rapport de cause à effet. Du reste, les vaisseaux des villosités étant détruits dans les lésions du placenta dont nous parlons, s'il y a une stase elle ne peut exister que dans les artères ombilicales ; et nous avons vu dans la première partie de notre mémoire que l'augmentation de la tension du sang dans les artères ombilicales ne pourrait pas être considérée comme une cause active d'hydramnios.

Dans tous les cas d'hydramnios, il arrive assez fréquemment que l'on rencontre de l'œdème du placenta.

Nous en rapportons plus loin un cas bien intéressant (voy. page 172).

L'œdème du placenta ne peut pas être considéré comme produisant l'hydramnios ; car tous deux sont produits par la même cause.

B.

Des lésions des veines qui sillonnent la face fœtale du placenta, dans leurs rapports avec l'hydramnios.

Le plus souvent, quand il y a hydramnios, ces vaisseaux sont turgides et distendus par le sang ; ce qui tient à la stase qui a eu lieu dans le système de la veine ombilicale. Cette congestion est un fait intermédiaire entre la cause de l'hydramnios et l'hydramnios elle-même.

Quelquefois l'obstacle peut exister sur une des branches veineuses qui rampent à la surface du placenta ; on conçoit que l'obstacle à la circulation du sang ne pourra avoir d'importance que s'il siège sur les troncs les plus gros, et dans un point voisin du lieu de leur réunion pour former la veine ombilicale.

Nous n'avons observé qu'un seul cas de cette espèce, mais il nous paraît démonstratif.

OBSERVATION I.

Phlébite des branches d'origine de la veine ombilicale. Hydramnios.

La nommée Th..., ne présentant aucune trace de syphilis, accouche le 11 août 1880, au pavillon Tarnier, d'une fille macérée du poids de 1,960 grammes, la longueur de l'enfant est de 42 centimètres.

La macération de l'enfant est assez avancée.

La quantité de liquide qui s'est écoulée pendant l'accouchement peut être estimée à 2 litres. Sa couleur était rouge foncé, le placenta pesait 600 grammes, sa forme était ovalaire.

Le cordon très épais, fortement coloré en rouge, mesurait 42 centimètres.

La femme nous dit que trois semaines auparavant, elle a remarqué que son ventre grossissait très rapidement et qu'elle avait cessé depuis lors de sentir les mouvements de son enfant.

Autopsie du fœtus faite six heures après la naissance.

La cavité péritonéale est distendue par un liquide rougeâtre identique au liquide amniotique qui s'était écoulé pendant l'accouchement. Le foie ne présente aucune lésion en dehors des altérations dues à la macération.

Reins pâles, et il est impossible à l'œil nu de reconnaître la substance corticale de la substance médullaire.

Rate très volumineuse, mesurant dans son plus long diamètre 6 centimètres.

Poumons. — Rien d'anormal. Les plèvres sont distendues par une grande quantité de liquide rouge.

Cœur. — Le tissu cardiaque est pâle et mou, les ventricules sont remplies de caillots.

Cordon très volumineux, œdématié. Les artères sont vides; mais tout le long de la veine ombilicale, on trouve dans son intérieur un caillot mince et étroit formé de fibrine et de globules du sang. Au point d'insertion du cordon sur le placenta, on voit la veine ombilicale se diviser en cinq branches, dont trois sont complètement imperméables; elles apparaissent à travers l'amnios, comme de gros cordons jaunâtres et durs. Après les avoir coupées transversalement, on peut, par une légère pression, faire saillir des masses purulentes.

L'examen histologique de ces veines m'a montré sur le tronc de la veine ombilicale, un épaississement de la paroi vasculaire, sur les branches veineuses une véritable phlébite. Ces canaux sont complètement obturés par du pus coagulé.

Placenta. — Toute la partie du placenta correspondant aux veines altérées est pâle et comme anémiée. L'examen histologique m'a montré la présence d'un œdème très accentué des villosités choriales. Les membranes sont très œdématiées. Il nous a été impossible de trouver de vaisseaux sanguins adhérant à l'amnios.

En résumé, nous n'avons rien trouvé dans l'autopsie du fœtus qui nous parut expliquer et la mort du fœtus et l'apparition de l'hydramnios.

La seule lésion nette était cette suppuration de trois des grosses branches d'origine de la veine ombilicale, et l'oblitération partielle du tronc de cette veine par un long caillot filiforme,

Nous croyons qu'il est infiniment probable que la mort du fœtus a été causée par cette phlébite; que c'est l'oblitération des veines qui a été la cause de l'œdème du placenta et des membranes et par suite de l'hydramnios.

C.

L'obstacle peut siéger sur le tronc même de la veine ombilicale.

L'observation suivante que nous empruntons à un mémoire de Léopold (1) nous paraît démonstrative.

OBSERVATION II.

Sténose de la veine ombilicale. Hydramnios (Léopold).
(Résumée) (1).

A .., 28 ans, bien portante, bien réglée, souffre d'un catarrhe chronique du larynx; avorte la première année de son mariage au quatrième mois.

L'année suivante elle accouche à terme d'une fille bien portante, mais faible.

Troisième et quatrième grossesse, enfants à terme, macérés;

(1) Das habituelle Absterben der Frucht und die Kunstliche Fruhgeburt, mit Bernerkungen zur pathologie der placeuta und des nabelstranger. Arch. fur Gynæk., Bd., VIII, p. 221.

(1) Arch. fur Gynæk, Bd. VIII, p. 221.

morts quelques jours avant l'accouchement. La femme avait res-
senti peu de jours avant l'accouchement des symptômes morbides,
céphalalgie, inappétence, fièvre.

Il y avait peu d'eau.

Le cordon était œdématié près de l'ombilic; enfants gros, bien
conformés ; autopsie non faite. Cinquième grossesse. Dernières
règles au commencement de janvier 1874. Grossesse normale. La
femme compte accoucher le 7 octobre.

Le 5 octobre, elle éprouve des accidents indiquant des troubles
de la nutrition fœtale.

Elle se fait examiner par Credé le 7 octobre, on trouve une forte
distension de l'utérus dûe vraisemblablement à une grande quantité
de liquide amniotique. Le dos de l'enfant était tourné à gauche.

Battements du cœur 136 à la minute ; entre le cœur du fœtus et
l'ombilic maternel à un travers de main au-dessus de l'anneau in-
guinal gauche, on entend un très fort battement du cordon.

On provoque l'accouchement à l'aide d'un cathéter pour sauver
la vie de l'enfant.

La femme accouche, l'eau qui s'écoula avant et après l'expulsion
de l'enfant était très abondante. L'enfant mourut le deuxième jour,
il était bien constitué et ne présentait aucune lésion cutanée ou
autre.

Quant au cordon qui avant la ligature était fortement œdématié
et présentait surtout au voisinage de l'ombilic une coloration jaunâtre, il était peu desséché et était encore passablement dur et
épais. Le poumon gauche était imperméable en arrière, les parties
inférieures des deux poumons étaient vides d'air, dures, compactes,
colorées en rouge sombre, hyperhémiées; au sommet, il y avait des
points gros comme des lentilles, atélectasiés, etc.

Le tissu cardiaque était plus pâle que d'habitude.

Rate grosse, foie normal, seulement un peu œdématié, rien dans
les autres organes; pas de liquide dans les séreuses.

La face fœtale du placenta de grosseur normale 16-18 c m présentait de nombreuses granulations blanches, que le microscope a
démontré être des dépôts fibrineux, rien d'anormal d'ailleurs.

Examen des vaisseaux du cordon.

On peut constater à 6 centimètres environ de l'insertion placentaire un épaississement manifeste unilatéral des parois de la veine
ombilicale, et non seulement avec le couteau, on trouvait une

grande résistance, mais encore avec le doigt, on avait une sensation de cartilage.

Le diamètre de la veine était réduit de moitié, et les artères en ce point ne présentaient rien de particulier

L'examen microscopique a montré un épaississement considérable de la couche musculaire et adventice de la veine qui était envahie par un tissu cellulaire compact.

Pour expliquer la mort du fœtus, l'auteur accuse l'inflammation des parties inférieures des poumons, et la stenose de la veine ombilicale.

Quant à celle-ci, elle explique « les extravats produits dans le placenta, l'œdéme du cordon, *et peut-être aussi l'augmentation du liquide amniotique.* »

Nous ne discuterons pas ici la nature de cette production pathologique ayant ammené la sténose de la veine ombilicale, et si on doit la considérer comme une lésion syphilitique gommeuse. (1)

Nous nous bornerons seulement à remarquer que l'autopsie du tœtus n'a montré aucune lésion viscérale; et sur les annexes on n'a vu qu'une seule lésion : la sténose de la veine ombilicale. Ne sommes nous pas en droit de considérer cette lésion comme la cause de l'hydramnios?

Pendant notre internat, nous avons observé dans le service de M. Tarnier, un fait bizarre que nous rapportons ici.

C'était un enfant qui, né vivant, a succombé 8 jours après sa naissance avec des hémorrhagies multiples.

Il présentait des varices du cordon.

(1) Berichte und Studien aus dem Konigl. Sâchs Entbindungs Institute zu. Dresden, 1874.

OBSERVATION III.

Varices de la veine ombilicale. Hydramnios.

La nommée H... accouche à la Maternité, le 20 juillet 1880. Pendant l'accouchement, il s'écoule 2 litres de liquide amniotique.

Le placenta est sain, sans foyers hémorrhagiques; par place seulement, les cotylédons ont une coloration pâle due à l'œdème.

Les branches veineuses qui rampent sur sa face fœtale sont très distendues. Sur le cordon on voit deux renflements, le premier situé à 8 centimètres, le second à 16 centimètres de l'insertion placentaire du cordon.

Le premier présente le volume d'un gros œuf de pigeon, le second est moitié plus petit.

A la coupe on voit que ces renflements sont dus à un élargissement considérable de la veine ombilicale, dont la paroi est très distendue, mais n'est perforée en aucun endroit. (*Voy.* pl. V, fig. 3.)

La veine s'ouvre dans cette partie dilatée par un orifice large en forme d'entonnoir.

Mais le sang pour passer de la varice dans la veine, en allant vers le fœtus, devait traverser une portion manifestement rétrécie.

A l'autopsie du fœtus, en dehors des lésions de l'athrepsie, nous n'avons rien trouvé à signaler.

Comment expliquer l'hydramnios dans ce cas ?

Faut-il admettre que les varices de la veine ombilicale indiquent que le sang qui était contenu dans cette veine était soumis à une pression anormale?

Nous ne donnerons pas ici de conclusion formelle, il serait curieux de voir si dans les cas où l'on observe des varices de la veine ombilicale aussi marquées que dans le fait précédent, on trouve de l'hydramnios d'une manière constante.

Bar.   9 .

A côté de ces observations, nous en placerons une dernière, à laquelle nous avons déjà fait allusion plus haut.

Cette observation est formée d'éléments complexes, et il est difficile de préciser la part qui revient à chacun d'eux dans la production de l'hydramnios.

OBSERVATION IV.

(Communiquée par M. Budin).

Pemphigus chez le fœtus. Sténose de plusieurs branches d'origine de la veine ombilicale. Hydramnios.

La nommée Cl..., âgée de 25 ans, entre le 28 septembre 1880 a l'hôpital des Cliniques, service de M. le professeur Depaul.

A l'âge de 20 ans, cette femme devient enceinte pour la première fois, la grossesse fut normale; l'acccouchement eut lieu à terme et naturellement.

A 21 ans, deuxième grossesse. Rien à signaler. L'accouchement a lieu à terme. L'enfant naît vivant.

A 23 ans, troisième grossesse. Rien de particulier.

Cette femme est actuellement enceinte pour la quatrième fois.

Elle a eu ses règles pour la dernière fois le 1er janvier 1880, et prétend être devenue enceinte immédiatement après cette époque. La malade ne présente aucune trace de syphilis. Interrogée sur le volume de son ventre, elle nous dit qu'il était cette fois beaucoup plus considérable que pendant les autres grossesses.

Le 28 septembre, vers 3 heures du matin, apparition des premières douleurs. Vers 8 heures, on transporte la malade dans la salle d'accouchements; les douleurs sont nombreuses et violentes; les membranes se rompent spontanément, et il s'écoule à ce moment une certaine quantité de liquide; mais au moment de la sortie de l'enfant, on voit s'échapper un véritable flot de liquide (que la sage-femme estime environ à 2 litres). Immédiatement après la sortie du fœtus, l'utérus revient très bien sur lui-même.

Fœtus. — De volume moyen; poids, 3,100 grammes, longueur,

49 centimètres. Cet enfant a une teinte cyanotique généralisée. Il présente à la région lombaire et à la partie supérieure des fesses des papules de couleur grisâtre (Pemphigus?) en assez grand nombre. On aperçoit en examinant de profil la plante des pieds, des taches d'une teinte blanc grisâtre qui sont entourées d'une auréole de couleur rougeâtre ; ces taches semblent assez caractéristiques et paraissent bien être dues à du pemphigus.

Rien d'apparent aux mains. Le foie de l'enfant est extrêmement volumineux ; le lobe droit paraît surtout être hypertrophié.

Rien de particulier aux poumons, cependant la respiration est assez difficile.

Annexes du fœtus. — Le cordon, qui est long de 59 centimètres, est grêle, coloré en jaune, son tissu est extrêmement dense, les membranes sont colorées en jaune verdâtre ; sur la face choriale de la caduque, on trouve de petits kystes hématiques ; mais cette membrane n est pas plus épaisse que d'habitude ; pas de traces de *vasa propria.*

Le placenta est gros, il présente 22 centimètres dans sa plus grande longueur ; 18 centimètres 1/2 dans la plus grande largeur ; il a une teinte jaune verdâtre très accentuée, mais les cotylédons ne sont pas altérés.

Les branches de la veine ombilicale qui rampent sur la face fœtale sont très distendues par le sang ; une des branches les plus importantes a subi une altération crétacée de ses parois. Au point d'insertion du cordon sur le placenta, on voit que deux branches veineuses sont englobées dans une masse fibreuse du volume d'un gros haricot. A ce niveau, les veines sont notablement rétrécies.

A quoi peut être due l'apparition de l'hydramnios? Il est possible d'accuser, au moins en partie, la stenose des branches d'origine de la veine ombilicale ; mais il est probable que chez cet enfant, dont le foie était très hypertrophié, il y avait aussi de l'hépatite syphilitique la présence du pemphigus plaide en faveur de cette opinion.

Toutes ces observations se rapportent à des faits qui sont rares ou du moins qui sont encore mal connus.

Néanmoins, toutes ces lésions si différentes qu'elles soient dans leur nature, nous ont paru devoir être rapprochées les unes des autres dans leurs effets sur la veine ombilicale.

Toutes, en effet, obturent ou compriment ce vaisseau et ralentissent le cours du sang dans son intérieur.

Il nous a paru possible de voir dans cet effet, la cause de l'hydramnios concomitante.

D

De l'influence des lésions du foie sur la production de l'hydramnios.

On trouve dans les auteurs, un grand nombre d'observations dans lesquelles il y avait à la fois hydramnios et affection du foie chez le fœtus.

Avant de montrer quelle est l'importance des lésions de cet organe, nous croyons devoir donner les observations personnelles que nous avons recueillies.

OBSERVATION I.

Syphilis du foie. Hydramnios.

La nommée G..., (Marie), âgée de 23 ans, entre le 13 octobre 1880 à la maternité, où elle est placée dans le pavillon Tarnier.

Cette femme a été réglée à l'âge de 14 ans, mais toujours très irrégulièrement.

Elle jouit d'une bonne santé et dit n'avoir jamais été malade.

Elle est actuellement enceinte pour la première fois. La dernière époque menstruelle a eu lieu du 28 au 30 janvier 1880.

Etat actuel. — L'abdomen est extrêmement volumineux.

Le palper abdominal nous permet de reconnaître que l'utérus est distendu par une quantité considérable de liquide amniotique.

Le fœtus paraît petit et se déplace facilement.

Bien que le palper soit rendu difficile par la tension extrême de l'utérus, il nous est possible de nous assurer que l'enfant se présente par le sommet en O I D P. La tête étant à peine fixée au détroit supérieur.

Le maximum des bruits du cœur est entendu à droite et en arrière. Les bruits sont un peu sourds, mais réguliers.

Le toucher vaginal donne peu de renseignements. Le col est à peine entrouvert et on produit avec la plus grande facilité le ballottement céphalique.

Sur les grandes lèvres, on voit un grand nombre de plaques muqueuses.

Sur les amygdales, quelques plaques muqueuses.

Naturellement la malade nie avec énergie qu'elle puisse être atteinte de syphilis. Notons seulement que l'infection ne doit pas être d'origine récente, car malgré l'examen le plus attentif nous n'avons pu trouver l'induration, dernier vestige de l'accident initial.

Nous diagnostiquons.

Hydramnios, syphilis de la mère ; et bien que l'enfant fut vivant, nous pensons pouvoir affirmer qu'il est atteint de syphilis viscérale.

La malade commence à éprouver les premières douleurs de l'accouchement, le 13 octobre à 3 heures du soir. La rupture de la poche des eaux a lieu le 14 octobre à 7 heures du matin. La dilatation du col est complète le 14 octobre, à 8 heures 45 du matin ; bientôt après la malade accouche spontanément d'une fille vivante, du poids de 1,250 gr.

La position droite postérieure s'étant spontanément réduite.

La délivrance se fait naturellement.

Liquide amniotique. — La quantité de liquide amniotique qui s'est écoulée pendant l'accouchement est de 3,600 gr.

Il était de couleur jaune verdâtre.

Nous avons pu voir qu'il contenait de l'albumine en notable quantité.

En nous servant du procédé d'Esbach, nous avons constaté qu'il contenait de l'urée.

Annexes du fœtus. — Le cordon est long de 43 centimètres.

Il est parcouru par deux vaisseaux seulement, une artère et une veine ombilicales.

L'examen histologique ne nous a montré aucune altération de la gélatine de Wharton.

Le placenta qui pèse 450 grammes est œdématié ; il ne présente en aucun point de dégénérescence fibro-graisseuse. On remarquera que dans ce cas il y avait syphilis de la mère, et ainsi que nous le disons plus loin, syphilis fœtale ; cependant le placenta ne présentait aucune des lésions dites syphilitiques. Les membranes ne présentent rien d'anormal. Le revêtement épithélial de l'amnios n'est pas altéré.

Nous avons essayé en faisant une injection dans l'artère ombilicale, de voir les vasa-propria décrits par Jungbluth, nous n'avons obtenu aucun résultat.

Etat de l'enfant. — L'enfant ne présente rien d'anormal, il respire bien, prend bien le sein, et ne présente pas la moindre trace d'œdème.

Au bout de 24 heures, il meurt. Nous faisons son autopsie deux heures après la mort.

Autopsie du fœtus. — Il y a un œdème marqué des membres inférieurs, rien aux membres supérieurs.

A la face postérieure de l'avant-bras droit on trouve une ecchymose.

A l'ouverture de la paroi abdominale, il s'écoule une petite quantité de liquide ayant une couleur citrine.

L'artère ombilicale du côté gauche manque complètement.

Reins. — La capsule surrénale du côté droit est aplatie le long de la paroi postérieure de la cavité abdominale ; le rein droit est déplacé et se trouve situé au devant de la colonne lombaire ; il surplombe ainsi le détroit supérieur. Le rein gauche ne présente aucune modification de position.

A la coupe, les deux reins paraissent normaux ; le rein gauche semble toutefois être un peu congestionné.

L'examen histologique ne nous a montré aucune lésion appréciable du parenchyme rénal.

Foie. — La face convexe du foie sur deux points adhère d'une manière très étroite à la paroi antérieure de l'abdomen. Après avoir rompu ces adhérences, nous voyons qu'en haut cet organe adhère sur un point à la face inférieure du diaphragme. Une fois dégagée de ces adhérences anormales, la glande hépatique se présente avec sa forme normale, seulement sur la face convexe du foie on trouve sur les points où il y avait adhérence, des masses blanches fibreuses, légèrement déprimées, de forme circulaire, et qui, à la coupe, ressemblent à des blocs fibreux s'enfonçant dans le parenchyme hépatique jusqu'à une profondeur de 1 centimètre à 1 centimètre 1/2.

De plus, sur le bord antérieur du lobe droit du foie, on voit une masse fibreuse de même aspect que les précédentes présentant une longueur de 0,03 centimètres, s'avançant sur la face convexe sur une étendue de 2 centimètres.

Examen histologique. — Dans les points qui ont subi la dégénérescence fibreuse, on ne peut plus reconnaître de traces du parenchyme hépatique ; leurs parties centrales contiennent une grande quantité de noyaux. Les bords de ces gommes ne sont pas nettement limités, car à ce niveau on peut voir partir de la tumeur de grandes travées fibreuses qui s'insinuent dans les espaces interlobulaires et s'avancent ainsi jusqu'à une certaine profondeur dans l'intérieur du foie.

Sur ces points, les lobules sont envahis eux-mêmes par le tissu fibreux ; les cellules hépatiques moins nettes qu'à l'état normal; elles semblent dissociées et atrophiées.

Mais les lésions ne sont pas seulement limitées aux points qui ont subi la dégénérescence gommeuse. Dans toute l'épaisseur du foie, on trouve des places où sont de petites masses grisâtres ; l'examen d'un de ces points nous a permis d'obtenir des préparations très nettes, à l'aide desquelles nous avons pu pour ainsi dire suivre l'évolution de la lésion.

La figure I, planche III, représente une de ces préparations; ainsi qu'il est facile de le voir en regardant ce dessin, il y a une hypertrophie du tissu fibreux dans les espaces interlobulaires ; la lésion semble suivre le trajet des vaisseaux sanguins : l'hypertrophie n'existe pas seulement entre les lobules, mais elle pénètre encore dans leur intérieur.

En un mot, ici, outre les gommes, il y a une hépatite syphilitique diffuse.

Rien dans les organes thoraciques.

OBSERVATION II.

Syphilis hépatique infiltrée. Gommes du poumon. Hydramnios.

La nommée Y..., âgée de 28 ans, femme de ménage, entre au Pavillon Tarnier à la Maternité le 14 septembre 1880.

Réglée pour la première fois à l'âge de 12 ans, elle l'a toujours été régulièrement jusqu'en l'année 1878. Depuis ce moment, elle serait atteinte de métrorrhagies fréquentes et très abondantes, pour lesquelles elle n'a jamais suivi de traitement.

Elle est actuellement enceinte pour la troisième fois.

Elle a eu son premier enfant, il y a onze ans. La grossesse fut régulière; sans hydramnios. Elle accoucha naturellement d'un enfant vivant, bien constitué et à terme.

Un an après, elle eut son second enfant qui vint également au monde à terme et bien constitué. Cette seconde grossesse avait été normale, sans hydramnios. Il y a cinq ans, étant devenue veuve, elle se remaria.

Elle est maintenant enceinte pour la première fois, depuis son second mariage.

Elle a eu ses dernières règles le 12 janvier. Au début de sa grossesse, elle a éprouvé de l'anorexie, des vomissements.

Vers le quatrième mois de sa grossesse, elle a remarqué que son ventre grossissait tout à coup; depuis ce moment, son volume n'a pas cessé de s'accroître très rapidement, et la malade a toujours éprouvé des douleurs vives dans la région hypogastrique.

La malade entre à la Maternité le 14 septembre. Depuis la veille au soir, la poche des eaux était rompue, et il s'était écoulé une quantité d'eau considérable.

En l'examinant dès son entrée, nous trouvons que l'utérus est encore très distendu.

L'enfant est vivant, il se présente par le sommet en OIGA.

Il s'écoule une grande quantité de liquide amniotique de couleur jaunâtre. Nous pouvons estimer à trois litres la quantité totale perdue par la malade pendant son séjour à la Maternité avant l'accouchement. Au bout de trente-six heures de travail, la malade accouche spontanément le 16 septembre à minuit d'un enfant vivant.

Examen des parents. — Nous n'avons trouvé sur la mère aucune trace de syphilis. Interrogée à plusieurs reprises, elle a toujours nié avoir éprouvé le moindre accident.

Cependant elle a fini par nous avouer qu'il y avait trois ans, son mari avait été soigné à l'hôpital du Midi.

Le père nie avoir eu la syphilis.

L'enfant né vivant respira mal et avec peine. Tantôt ses mouvements respiratoires étaient réguliers, mais les inspirations étaient brusques, suivies immédiatement d'un mouvement d'expiration; Entre chaque mouvement d'inspiration il y avait un temps de repos assez prolongé.

Le tracé n° I, donne une idée de ce mode respiratoire ; chaque ligne ascensionnelle réprésente une inspiration, chaque ligne de descente représente une expiration.

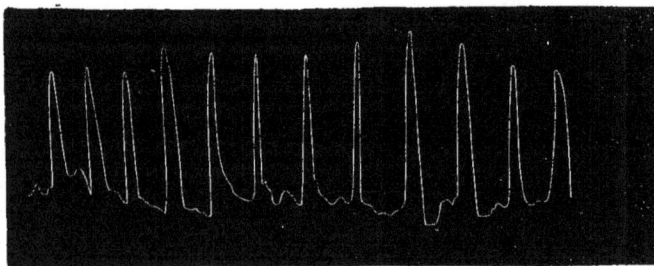

Puis tout à coup, on voyait l'enfant être atteint de dyspnée intense, les mouvements respiratoires devenaient irréguliers, nous avons recueilli le tracé n° 2 pendant une de ces périodes de dyspnée. Il montre comme le précédent les mouvements du diaphragme ; il suffira de le comparer au tracé n° 1 pour apprécier l'irrégularité des mouvements du diaphragme.

Frappé de ces phénomènes, nous avons examiné avec soin le thorax de l'enfant. La percussion ne nous a fait reconnaître aucun signe anormal, mais nous avons entendu des râles crépitants très fins, et n'excitant que pendant l'inspiration.

L'examen de l'abdomen nous a fait voir que la paroi adominale antérieure était fortement soulevée par le foie qui débordait de 2 travers de doigt le rebord des fausses côtes ; dans l'hypochondre gauche il y avait une tumeur, occupant toute la partie gauche de l'abdomen. L'enfant meurt trois heures après sa naissance.

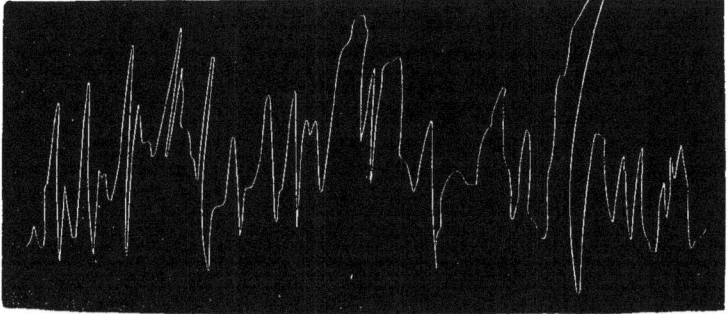

Autopsie faite immédiatement après la mort. — A l'ouverture de la paroi abdominale, il s'écoule une petite quantité de liquide ayant une couleur citrine et qui était contenu dans la cavité péritonéale.

Foie. — Il est très volumineux, son poids est de 260 grammes, sa surface est lisse et régulière, sa couleur pâle. Nous l'injectons par la veine ombilicale; le liquide de l'injection pénètre dans la glande d'une manière très irrégulière, et on voit dans toutes les parties du foie, des ilots hépatiques à bords nettement limités, dans lesquels l'injection n'a pas pénétré.

Le parenchyme hépatique est très résistant à la coupe; mais on ne voit en aucun point de noyaux fibreux; en un mot, la lésion paraît diffuse, sans localisations.

Examen histologique. — Les lésions du foie sont différentes suivant les points que l'on étudie. En quelques endroits, on trouve une transformation fibreuse des espaces interlobulaires et les préparations que l'on obtient sont identiques à celle que nous avons figurée (planche III, fig. I).

Dans la plus grande partie du foie, la lésion est bien moins avancée. Les vaisseaux pour la plupart imperméables sont entourés d'une gaine de tissu embryonnaire beaucoup plus épaisse qu'à l'état normal.

Dans l'intérieur des lobules, on voit les vaisseaux oblitérés pour la plupart et remplis de corpuscules ronds se colorant facilement par le carmin et se distinguant ainsi des globules sanguins.

Non seulement les vaisseaux sont oblitérés par du tissu embryonnaire dans l'intérieur des lobules, mais on voit encore ce tissu former par places des ilots parfois assez considérables, dans lesquels les cellules hépatiques sont devenues méconnaissables.

A côté de ces points altérés, on trouve des parties dans lesquelles les cellules hépatiques ne sont pas modifiées, mais où seulement les canaux intra-lobulaires ont acquis un diamètre deux ou trois fois plus grand qu'à l'état normal.

En résumé. — *Cirrhose interlobulaire* dans quelques points : Dans presque toute l'étendue du foie prolifération du tissu embryonnaire autour des branches de la veine porte ; *oblitération d'un grand nombre de canalicules sanguins intra-lobulaires, ectasie des vaisseaux non malades.*

Rate. — Très grosse, et très résistante. — Poids 28 grammes. Dans son plus grand diamètre vertical, elle présente une longueur de 5 centimètres.

Sur sa face externe, elle présente dans sa plus grande largeur 4 centimètres.

Sa plus grande épaisseur est de 3 centimètres.

L'hypertrophie de la rate est dûe à une hyperplasie considérable des gaînes vasculaires, dont les vaisseaux sont très dilatés et partout perméables.

Reins. — Ils sont normaux.

Cœur. Normal, mais le péricarde contient une petite quantité de couleur citrine.

Poumons. — Ils sont remplis irrégulièrement par l'air.

Les parties non aerées, ont une couleur rouge foncé, leur tissu est compact; en pressant le poumon entre les doigts, on sent des masses dures du volume d'une lentille ou d'un pois.

Le poumon droit paraît être le plus malade ; sur beaucoup de points, il a à la coupe un aspect lardaçé.

Examen histologique. — Dans presque toutes les parties des poumons, il y a de la pneumonie interstitielle. Même dans les points où l'air a pénétré, on voit que les parois des alvéoles sont plus épaisses qu'à l'état normal ; les vaisseaux qui, cheminent dans leur intérieur sont en partie oblitérés.

L'épaississement des parois est dû à l'hypertrophie du tissu conjonctif. Dans les points qui n'ont pas été pénétrés par l'air, la pneu monie interstitielle est plus intense et les préparations ont l'aspect figuré (planche I).

En résumé, nous avons là de la pneumonie syphilitique, diffuse dans toute l'étendue des poumons, mais accentuée sur un grand nombre de points, imperméables à l'air et formant ces masses lardacées connues sous le nom de gommes du poumon.

Observation III.

Syphilis du foie. Hydramnios.

La nommée H..., âgée de 28 ans, domestique (?), entre au pavillon de M. Tarnier, à la Maternité, le 1er juillet 1880.

Est devenue enceinte pour la première fois, il y a dix ans. La grossesse a évolué normalement. L'accouchement a eu lieu à terme et naturellement. L'enfant était vivant et bien constitué.

Il y a huit ans, deuxième grossesse; la malade, après une grossesse régulière, accouche à terme d'un enfant vivant.

Il y a sept ans, troisième grossesse. Accouchement à terme. Enfant vivant.

Son mari meurt pendant cette troisième grossesse; après son accouchement, la femme devient fille publique.

Il y six ans, quatrième grossesse; mais la malade avorte au bout de six semaines.

Il y a deux ans, cinquième grossesse qui évolue régulièrement jusqu'au septième mois; la malade accouche prématurément au bout de sept mois et demi d'un enfant mort et macéré.

Elle est actuellement enceinte pour la sixième fois. Elle a été réglée pour la dernière fois au mois d'octobre.

La malade nie avoir jamais eu la syphilis, et nous ne trouvons sur elle aucune trace de cette diathèse.

Etat actuel. — L'utérus est dur, sphéroïdal, très volumineux, le palper est très difficile; nous pouvons néanmoins reconnaître une présentation du sommet O I G P.

Le maximum des bruits du cœur s'entend à gauche et en arrière. Par le toucher, on produit très facilement le ballottement céphalique.

L'accouchement, pendant lequel il s'écoule 2 litres et demi environ de liquide amniotique, se fait naturellement.

Le placenta pèse 785 grammes, il mesure 0,20 centimètres dans sa plus grande largeur. Il est pâle, œdématié, mais il ne présente en aucun point de dégénérescence fibro-graisseuse. L'examen histologique nous a seulement fait reconnaître des lésions dues à l'œdème.

Le cordon était long de 0,60 centimètres et s'insérait au centre du placenta. Liquide amniotique. Il était coloré en vert ; cette coloration était due à la présence des matières colorantes de la bile, ainsi que nous avons pu nous en assurer en le traitant par l'acide sulfurique concentré.

Etat de l'enfant. — L'enfant, du sexe féminin, naquit vivant ; il pesait 3345 grammes et paraissait bien constitué.

Vingt-quatre heures après sa naissance, on le trouva mort dans son berceau. Il présentait une cyanose très marquée ; la teinte violacée était surtout accentuée sur les membres inférieurs.

Nous crûmes tout d'abord que la mère avait étouffé son enfant ; l'autopsie ne nous montra rien qui pût justifier cette opinion.

Autopsie. — Sur la plante des pieds et sur la paume des mains on voit des taches rouges en grand nombre, taches qui étaient dûes à du pemphiqus au début, ainsi que nous avons pu nous en assurer en faisant l'examen histologique des points malades.

Abdomen. — Le *foie* est très volumineux, il pèse 235 grammes. Il présente une coloration jaunâtre ; son tissu est très compact. Sur beaucoup de points on voit, à la coupe, beaucoup de grains blanchâtres, du volume d'une petite tête d'épingle.

Examen histologique. — Les branches de la veine-porte qui cheminent dans les espaces interlobulaires sont entourées d'une zone de tissu embryonnaire, beaucoup plus considérable qu'à l'état normal. Au milieu de ce tissu embryonnaire, on voit de larges fentes lymphatiques. Les canaux biliaires sont ectasiés, leur épithélium est intact.

Les lobules se distinguent difficilement les uns des autres, les canaux veineux intra lobulaires sont entourés sur beaucoup de points par du tissu embryonnaire ; la plupart d'entre eux sont remplis de corpuscules ronds, qui se colorent fortement en rouge sous l'action du picro carmin.

Les cellules du foie ne sont pas altérées, cependant on voit dans l'intérieur des lobules des amas de corpuscules ronds, colorés fortement en rouge par le picro carmin. Ces amas sont situés sur le trajet des canaux veineux ; ils repoussent et détruisent les cellules hépatiques voisines.

Un certain nombre de lobules présentent un degré, d'altération plus avancé ; ils sont envahis par du tissu fibreux, les vaisseaux sont oblitérés, et les cellules hépatiques sont espacées les unes des autres et comme perdues au milieu de ce tissu de formation nouvelle.

Les reins sont normaux.

La *rate*, qui est grosse, présente une hauteur de 0,05 centimètres, son tissu est friable, son poids est de 32 grammes.

Poumons. — Sont légèrement congestionnés ; quelques lobules pulmonaires sont emphysémateux, il n'y a pas d'ecchymoses sous pleurales.

Le *cœur* est légèrement hypertrophié, le trou de Botal est obturé.

Lésions syphilitiques à l'extrémité inférieure du fémur.

Aucune trace de violences sur le cou.

Malgré les dénégations de la malade, nous croyons pouvoir affirmer la nature syphilitique des lésions du foie. Nous nous appuyons sur les antécédents de la malade, sur les avortements qu'elle a eus avant cette dernière grossesse, mais surtout sur la présence, chez le fœtus, de pemphigus, des altérations des épiphyses que l'on rencontre dans la syphilis, et enfin sur les caractères anatomiques de la lésion du foie.

Nous n'avons recueilli que ces trois cas, dans lesquels nous ayons pu attribuer à la lésion anatomique du foie, la production d'hydramnios : toutes les observations ont trait à la syphilis du foie.

Ce n'est pas cependant que chez le fœtus, toutes les hépatites ou affections du foie soient d'origine syphilitique.

Wronka (1) a étudié sous la direction de Waldeyer

(1) Thèse, Breslau, 1872.

un certain nombre de cas intéressants de maladies du foie chez le fœtus et le nouveau-né.

Parmi les observations qu'il rapporte avec les plus grands détails, nous notons un cas de carcinome des voies biliaires, un cas d'inflammation générale de toutes les voies biliaires, et enfin un cas de syphilis du foie.

Dans ce dernier cas seulement, il y avait hydramnios.

De toutes les hépatites dont peut être atteint un fœtus, l'hépatite syphilitique est celle qui prédispose le plus à la production de l'hydramnios ; en effet, la lésion qui paraît prédominante dans ce cas est l'obturation des vaisseaux.

Que voit-on en effet dans nos observations ?

Dans la première, nous avons trouvé une syphilis hépatique avec dégénérescence gommeuse ; mais la lésion n'était pas limitée aux places où se trouvaient les gommes. Dans toute l'étendue du foie, on trouvait des points, où la maladie à son début avait donné naissance à une cirrhose annulaire, avec prolongement du tissu fibreux dans l'intérieur des lobules. Dans ce cas, le foie n'était pas manifestement hypertrophié.

Dans les deux dernières, le foie est hypertrophié et a tous les caractères du foie silex décrit par Gubler (1),

Que trouve-t-on à l'examen histologique ? Une prolifération considérable du tissu cellulaire qui entoure les branches de la veine porte dans les espaces interlobulaires ; mais le processus ne s'arrête pas là, la prolifération du tissu embryonnaire existe aussi dans les lobules, toujours en suivant les vaisseaux, les entourant

(1) Mémoires. Soc. de Biologie, 1852, t. IV, p. 25.

d'une gaîne plus épaisse qu'à l'état normal, repoussant les cellules voisines qu'elle dissocie, et envahissant l'intérieur même des canaux sanguins qu'elle oblitère.

Essaie-t-on de faire une injection dans la veine ombilicale; le foie reste imperméable sur un grand nombre de points (obs. I et II). Gubler (loc., cit.) a observé la même particularité.

La lésion que nous avons décrite, est celle que l'on observe dans toutes les formes d'hépatite syphilitique diffuse, à forme hypertrophique; ces modifications ont été souvent décrites.

M. Lancereaux (1) a insisté avec raison sur la prolifération des noyaux le long des capillaires intra-lobulaires.

Wronka (2) résume un examen histologique dans les termes suivants : « Le tissu cellulaire dans la zone de la veine-porte est augmenté et riche en cellules qui sont surtout accumulées contre les parois des vaisseaux.

« Sur bien des points, il y a une néoformation fibreuse.

« Les veines sont manifestement comprimées par cette prolifération des tissus voisins, et elles vont à l'oblitération. »

Wirchow (3) donne une description semblable.

- Une pareille lésion doit être considérée comme un mélange *de cirrhose atrophique et de cirrhose hypertrophique*, alors que ces lésions sont au début et que le tissu fibreux n'a pas encore remplacé le tissu embryonnaire.

(1) Voy. Traité de la syphilis et Soc. anat., 1862, t. VII, 2ᵉ série.

(2) Thèse, Breslau, 1872, obs. I.

(3) Virchow. Geschwulstlehre, t. II.

En effet, les altérations du foie dans la syphilis sont analogues à celles de la cirrhose hypertrophique.

Comme ces dernières, elles siègent d'abord à la périphérie des lobules, mais elles n'y restent pas limitées; dans leur marche envahissante, elles pénètrent dans leur intérieur, et là, elles repoussent, dissocient, et enfin détruisent les cellules hépathiques.

On a donc bien là la disposition de la lésion de la cirrhose hypertrophique ; mais il y a entre cette dernière affection et la syphilis hépatique du fœtus une différence capitale.

Dans la première, les voies biliaires sont le point de départ de la maladie, et c'est autour d'elles qu'on voit la lésion se développer; dans la syphilis, la lésion suit les vaisseaux, s'accentue autour de leurs parois, les oblitère et les détruit; de ce côté, l'hépatite syphilitique doit donc être rapprochée de la cirrhose atrophique.

En résumé, n'a-t-on pas le droit de dire que cette affection du foie est une *cirrhose hypertrophique ayant son point de départ autour des vaisseaux sanguins, qu'elle comprime et oblitère?*

Or, cette oblitération des vaisseaux, démontrée par l'imperméabilité des parties du foie plus ou moins étendues, prouvée par les examens histologiques que nous avons reproduits plus haut et qui sont conformes à ceux décrits par la plupart des auteurs, cette oblitération vasculaire doit nécessairement augmenter la pression à laquelle est soumis le sang dans le système de la veine ombilicale.

Du reste, nous avons remarqué la dilatation du tronc de cette veine et l'épaississement de ces parois; ce qui

Bar. 10

justifie encore l'interprétation que nous venons de donner.

A la suite de cette augmentation de pression, il se produit une exosmose des parties liquides du sang à travers l'amnios. Nous avons suffisamment insisté sur ce point pour que nous pensions inutile d'y revenir.

Du côté du fœtus, nous n'avons rien trouvé d'anormal dans un cas, en dehors de la lésion du foie.

Dans un autre cas, il y avait des gommes du poumon ; nous verrons que la lésion pulmonaire agit dans le même sens que la lésion hépatique.

Enfin dans le troisième cas, il y avait une légère hypertrophie du cœur gauche.

En conséquence, nous croyons pouvoir formuler les conlusions suivantes.

A. Quand par suite d'une hépatite les vaisseaux veineux du foie sont oblitérés, il en peut résulter un trouble de la circulation dans la veine ombilicale et de l'hydramnios.

B. Les hépatites accompagnées des lésions que nous venons de décrire, sont le plus souvent d'origine syphilitique.

C. Quand on trouve à la fois une hydramnios sans autre lésion du fœtus qu'une hépatite syphilitique étendue, il est possible d'attribuer la production de l'hydramnios à l'affection du foie du fœtus.

Dans ce cas, la syphilis n'a pas une action spéciale, elle agit seulement comme n'importe quelle autre cause

qui arrêterait le cours du sang dans la veine ombilicale.

Cependant pour que de tels résultats soient produits,
il faut que la lésion du foie soit *très étendue*, on remarquera que nous ne disons pas très avancée : en effet, il
peut arriver qu'il y ait des gommes du foie chez un
fœtus, et cependant qu'il n'y ait pas hydramnios, si dans
ces cas, la maladie n'atteint que quelques points du foie,
en laissant les autres parties indemmes.

En un mot, la syphilis du foie n'est pas une cause
fatale d'hydramnios, elle n'a d'action qu'autant que
la lésion est *étendue* et *entrave suffisamment la circulation.*

On peut nous faire plusieurs objections 1° Les en-
traves apportées à la circulation dans le foie ne peuvent
entraîner de stase dans la veine ombilicale, qu'autant que
le canal de communication entre ce vaisseau et la veine
cave est oblitéré. Dans le cas où il est ouvert ,le sang ne
traverse plus le foie, mais se rend directement dans la
veine cave; et la pression ne se trouve pas augmentée
sur le trajet de la veine ombilicale. Il est certain que le
canal de communication entre la veine cave et la veine
ombilicale est une voie supplémentaire qui peut rendre
de grands services dans le cas d'obstacles à la circulation, siégeant dans le foie. Aussi comprenons-nous que
l'on puisse rencontrer des gommes du foie, une hypertrophie syphilitique de la glande, sans qu'il y ait hydramnios ; mais il y a en tout cela une question de degrés. Si le trouble est léger, il se fera par le canal de
communication une circulation compensatrice, mais si

la lésion du foie est plus étendue, si cet organe n'est presque plus perméable, le canal de communication n'est plus suffisant et la preuve, c'est que l'on voit le tronc de la veine ombilicale être dilaté et ses parois être épaissis, comme dans toute veine soumise à une forte tension.

Quelques auteurs, parmi lesquels nous citerons Hayem et Klebs, font jouer un grand rôle aux altérations des lymphatiques ; ils s'appuyent sur ce fait que les lésions siègent surtout dans les espaces inter-lobulaires et qu'au milieu du tissu altéré, on trouve un grand nombre de lymphatiques dont les parois auraient, sur beaucoup de points, subi une dégénérescence fibreuse.

Au début de la lésion du foie, il y aurait surtout une péri-lymphangite. Les lésions auraient comme point d'origine les vaisseaux lymphatiques et non les vaisseaux sanguins.

La description de Klebs est entièrement exacte. On trouve souvent au tissu fibreux des espaces inter-lobulaires ; tantôt ils sont ectasiés ; dans la figure I de la planche IV, nous en avons figuré un certain nombre, leurs parois se confondent avec le tissu fibreux environnant.

Mais dans les cas que nous avons pu examiner, la lésion étant bien plus accentuée autour des veines qu'autour des vaisseaux lymphatiques. Nous ne saurions affirmer que jamais la maladie ne commence autour de ces derniers, mais dans les cas que nous avons rapportés, elle avait débuté autour des vaisseaux sanguins.

Il y aurait intérêt à faire des recherches, afin de voir si la syphilis hépatique est toujours identique à elle-même, et si dans certains cas, elle ne se limiterait pas autour des lymphatiques.

APPENDICE.

Sur l'état de la rate dans le cas de syphilis fœtale. — Dans tous les cas, où nous avons trouvé de la syphilis du foie, la rate était très hypertrophiée et son volume était souvent trois ou quatre fois plus considérable qu'à l'état normal.

Mais elle était toujours perméable pour le sang ; non seulement les branches de la veine splénique n'étaient pas altérées mais encore elles paraissaient plus nombreuses et plus dilatées qu'à l'état normal.

Le rapport de l'hypertrophie de la rate avec la syphilis du nouveau-né a été signalé depuis déjà longtemps. Samuel Gée rapporte en effet que chez un quart d'enfants nouveau-nés syphilitiques, il a trouvé le volume de la rate considérablement augmenté.

Parrot rapporte qu'il a souvent trouvé la rate très hypertrophiée chez les enfants nouveau-nés ; et il fait cette remarque. que la rate présente un volume d'autant plus considérable que l'époque à laquelle on l'examine est plus rapprochée du moment de la naissance. C'est ainsi que les enfants qui meurent syphilitiques à l'âge de trois où quatre mois, ne présentent généralement pas de rate hypertrophiée, tandis que ceux qui meurent vers le 7e ou 8e jour ont une rate très volumineuse.

Voici le résultat des recherches que nous avons pu

faire sur ce point, pendant que nous étions interne à la Maternité.

Chez un fœtus à terme, le poids de la rate à l'état normal est très variable, suivant les causes qui ont amené la mort.

Si la mort a eu lieu pendant l'accouchement, par asphyxie du fœtus, le volume de la rate est assez considérable. Dans deux cas de cette nature nous avons trouvé.

1° Enfant pesant 3700 gr. rate 16 gr.

2° — — 3605 — rate 17 gr.

Dans les cas où la rate n'est pas congestionnée, son volume est en moyenne chez des enfants qui ont vécu moins de 24 heures de 10 — 11 gr. Le poids de la rate ne cesse de s'accroître aux différents âges de la grossesse. C'est ainsi que nous l'avons vu être de :

0 gr. 50 chez un fœtus du poids de 292 gr. né vivant ;

3 gr. chez un fœtus du poids de 1040 gr : 6 mois et 11 jours ;

de 6 gr. chez un fœtus de 1780 gr.

Dans les cas de syphilis que nous avons rapportés, la rate était donc beaucoup hypertrophiée, puisque nous avons vu son poids atteindre 28 et 32 gr.

Quelle est l'origine de cette lésion ? devons nous la faire entrer en ligne de compte, parmi les causes productrices de l'hydramnios ?

Dans les cas que nous avons observés, nous ne pensons pas avoir vu une splénite syphilitique.

1° Par ce que l'examen histologique nous a montré que les lésions de la rate étaient celles d'une congestion continue et prolongée de l'organe, et devaient être rapprochées de celles que l'on observe chez les adulte qui ont atteints de cirrhose du foie.

Nous ne nierons pas que la syphilis ne soit pour quelque chose dans la néoformation des trabécules; mais, en tous cas, l'hypertrophie de la rate nous paraît liée intimement à la syphilis du foie et aux troubles circulatoires qui en résultent, car nous ne l'avons pas trouvée dans un certain nombre d'autopsies d'enfants syphiliques nés vivants et morts dans les premières heures ou les deux premiers jours qui avaient suivi leur naissance et qui étaient seulement atteints de syphilis pulmonaire.

Toutes ces raisons expliquent peut-être pourquoi l'hypertrophie de la rate est un phénomène inconstant dans la syphilis congénitale, puisque Samuel Gée ne l'a rencontrée que dans **un quart des cas de cette nature**.

L'hydramnios et l'hypertrophie de la rate ne sont donc reliées l'une à l'autre par aucun rapport de cause à effet, et nous inclinons à penser que toutes deux sont sous *la dépendance des troubles vasculaires du foie*.

Au moins telle est l'interprétation que nous croyons devoir donner des faits signalés plus haut.

E.

Des maladies du cœur pendant la vie intra-utérine, dans leurs rapports avec la production de l'hydramnios.

OBSERVATION 1.

Insuffisance de la valvule tricuspide. Hydramnios.

La nommée M..., âgée de 30 ans, entre le 15 septembre 1880, à la Maternité. Elle est placée dans la salle Sainte-Claire.

Cette malade a été réglée pour la première fois à l'âge de 14 ans elle dit n'avoir jamais été malade.

Elle est enceinte pour la première fois. Pendant tout le mois de janvier, elle a eu des métrorrhagies qui se sont arrêtées spontanément le 6 février. Depuis cette époque, elle n'a plus été réglée.

La grossesse a évolué régulièrement; dès les premiers mois, elle a remarqué que son ventre était très distendu.

18 septembre. Etat actuel. — L'utérus est distendu par une grande quantité de liquide amniotique; il remonte jusqu'au creux épigastrique. La tension de la paroi abdominale et de l'utérus est telle que le palper ne peut être pratiqué qu'avec la plus grande difficulté.

Néanmoins nous pouvons reconnaître une présentation du sommet en O. I. G. A.

Les battements du cœur s'entendent à gauche de l'ombilic. Nous n'avons entendu aucun bruit de souffle fœtal; notre ami le Dʳ Bitot et M. Budin, qui ont examiné la malade, n'ont entendu aucun bruit de souffle.

La malade accouche le 15 octobre. Pendant trente-six heures, elle n'a cessé de perdre du liquide amniotique en très grande quantité.

Nous ne pouvons donner aucun autre renseignement sur l'accouchement, la malade ayant été transportée à la salle d'accouchement sans que nous ayons été averti.

Lorsque l'enfant est né, le cœur battait encore ; on a pratiqué la respiration artificielle, mais sans résultat.

Autopsie. Poids, 3,600 grammes. Longueur, 0,57 centimètres.

Foie. Poids, 200 grammes. Sa constance est normale. En le coupant, nous voyons que le parenchyme est très congestionné. Les grosses branches veineuses se ramifiant dans le foie, sont très distendues et laissent écouler beaucoup de sang. La congestion est surtout très marquée dans le lobe gauche.

Rate. Un peu volumineuse. Elle pèse 13 grammes.

Reins. Chaque rein pèse 17 grammes. La couche corticale paraît être beaucoup plus mince qu'à l'état normal.

L'examen histologique ne nous a montré l'existence d'aucune lésion.

A l'ouverture du thorax, le péricarde apparaît très distendu ; il refoule à droite et à gauche les poumons, si bien que le cœur occupe les deux tiers de la cavité thoracique. (Notons de suite que les poumons ayant été insufflés, sont distendus par l'air.)

En sectionnant la paroi antérieure du péricarde, nous voyons s'écouler un peu de liquide.

Le cœur est hypertrophié, mais inégalement. C'est ainsi que le ventricule gauche a son volume normal. Le ventricule droit est un peu dilaté.

Mais les oreillettes sont extrêmement distendues, si bien quelles semblent recouvrir les ventricules.

L'orifice par lequel la veine cave inférieure s'ouvre dans l'oreillette droite est environ deux fois plus large qu'à l'état normal. L'auricule droit est distendu par le sang.

L'orifice auriculo-ventriculaire droit est très large ; sa circonférence mesurée au point d'insertion de la valvule tricuspide est de 0,05 centimètres.

La valvule tricuspide a ses dimensions ordinaires, mais son bord libre est irrégulièrement frangé ; il présente un grand nombre de petites nodosités sphériques, dues à une prolifération cellulaire.

Le ventricule droit paraît être légèrement dilaté ; l'orifice de l'artère pulmonaire ne l'est pas. Les valvules sigmoïdes sont normales. L'artère pulmonaire est saine.

L'oreillette droite communique avec l'oreillette gauche par le trou de Botal qui est largement ouvert. (Voy. pl. IV.) Nous donnerons une idée de la dilatation des oreillettes, et des dimensions du trou de Botal, en disant que ce dernier mesure dans son plus grand diamètre vertical 0,02 centimètres et 0,015 millimètres dans son plus grand diamètre antéro-postérieur.

L'oreillette gauche est dilatée, mais à un degré moindre que l'oreillette droite. L'auricule de ce côté ne contient pas de sang.

L'orifice mitral présente des dimensions normales ; sa circonférence mesurée au point d'origine de la valvule mitrale est de 0,02 centimètres.

Le ventricule gauche est normal, ainsi que l'orifice aortique, et l'artère aorte.

En résumé, nous avons trouvé une insuffisance tricuspide, la dilatation des deux oreillettes, une veine cave distendue par le sang, un foie congestionné, et de l'hydramnios.

Nous n'avons pas pu, à notre grand regret, examiner les annexes du fœtus.

OBSERVATION II.

Rétrécissement de l'artère pulmonaire. Insuffisance des valvules sigmoïdes de l'artère pulmonaire. Dilatation du cœur droit. Congestion du foie. Hydramnios.

La nommée T..., accouche à la Maternité (salle des accouchements), le 9 septembre 1880.

D'après les renseignements que j'ai pu obtenir, elle aurait eu pendant son enfance des attaques d'épilepsie.

Elle n'aurait jamais été malade.

Pendant l'accouchement, il s'est écoulé environ deux litres de liquide amniotique. L'enfant n'a pas respiré. Il était fortement cyanosé. La respiration artificielle n'a pas été tentée.

Autopsie. — L'enfant pèse 3,010 grammes, sa longueur est de 0m,52 centimètres.

Il ne présente aucune trace de macération. Sur la tête, une bosse séro-sanguine assez considérable.

Après avoir ouvert la cavité abdominale, nous trouvons la vessie remplie d'urine.

Le foie n'est pas hypertrophié, il pèse 165 grammes. A la coupe, il paraît congestionné.

Le ligament suspenseur du foie est très œdématié.

La veine ombilicale est plus large qu'à l'état normal, ses parois sont très épaisses. Elle est remplie par un caillot.

Reins-normaux. Cependant on voit au point d'union de la substance corticale et de la substance médullaire, un grand nombre de petits foyers apoplectiques.

Rate normale.

Thorax. — Cœur. — Le cœur est très hypertophié ; il présente un grand nombre d'ecchymoses sous-péricardiques.

L'hypertrophie siège surtout dans le cœur droit. Du sillon auriculo-ventriculaire à la pointe du cœur, il y a, en suivant le ventricule droit, 0,045 millimètres. La hauteur de l'oreillette droite est de 0,025 millimètres. La longueur du cœur est donc de 0,07 centimètres. La largeur du ventricule droit mesure, à sa base et en avant, 0,036 millimètres.

La paroi de l'oreilletté droite est peu hyperthrophiée; cette cavité, qui est remplie par un caillot volumineux, est très dilatée. L'auricule droit est rempli par un caillot, et distendu.

Cette oreillette communique largement avec l'oreillette gauche par le trou de Botal, qui n'est pas oblitéré.

L'orifice auriculo-ventriculaire droit est très élargi ; la valvule tricuspide n'est pas suffisante.

La dilatation du ventricule droit est considérable. L'infundibulum est allongé, et à sa surface interne sont des masses charnues très volumineuses. Au niveau de l'infundibulum, la paroi du cœur est tellement hypertrophiée, que son épaisseur ne mesure pas moins de 0,007 millimètres.

L'orifice de l'artère pulmonaire laisse passer facilement le petit doigt, l'artère pulmonaire est elle-même très dilatée.

A 0,01 centimètre au-dessus de cet orifice, l'artère pulmonaire dont les parois sont plus épaisses qu'à l'état normal se rétrécit tout à coup ; autour d'elle est une masse fibreuse dure, et à ce niveau le calibre de l'artère est tellement rétréci, qu'il laisserait à peine passer une plume d'oie.

Le cœur gauche est normal. Les poumons présentent de nombreuses ecchymoses sous-pleurales.

Placenta et annexes. — Le placenta ne paraît pas altérée. Tout le long du cordon ombilical, la veine présente un grand nombre de varicosités de volume assez considérable. Au point d'insertion du cordon sur le placenta, nous trouvons un thrombus de forme ova-

laire présentant dans sa plus grande longueur 0,87 centimètres et
0,03 centimètres de largeur.

L'amnios est épaissi. Nous avons donné le résultat de l'examen
de cette membrane.

Il est inutile, pensons-nous, d'ajouter de longs com-
mentaires à ces observations, qui nous paraissent suffisamment démonstratives par elles-mêmes. Il nous semble impossible de contester que dans ces cas l'hydramnios n'ait été le résultat de l'affection cardiaque du
fœtus.

Nous noterons seulement que dans un de ces cas, où
nous avons eu quelques renseignements sur l'évolution
de la grossesse, la femme nous a expressément dit que
l'hydramnios semblait avoir existé pendant tout le temps
de la grossesse et ne semblait pas s'être développée à
un moment précis et avec une certaine brusquerie (1).

E.

De la syphilis pulmonaire dans ses rapports avec l'hydramnios

En nous occupant des maladies du foie, nous avons
rapporté une observation dans laquelle il y avait à la
fois syphilis hépatique et syphilis pulmonaire.

Nous avons observé un certain nombre de cas dans
lesquels il y avait seulement syphilis pulmonaire, et la

(1) On nous permettra de faire remarquer, bien que cela sorte de
notre sujet, que dans un de ces cas, bien qu'il y ait eu chez le fœtus
une affection cardiaque très marquée, nous n'avons entendu à l'aus-
cultation aucun bruit de souffle isochrone aux battements du cœur
fœtal.

grossesse était compliquée d'hydramnios. Nous ne donnerons ici que les deux observations les plus importantes.

OBSERVATION I.

Syphilis fœtale. Gommes du poumon. Hydramnios.
(Observation communiquée par M. Budin.)

La nommée Ch... (Louise), âgée de 28 ans, entre à la clinique
d'accouchement le 21 juillet 1880.

En l'interrogeant et en l'examinant, on apprend qu'il y a deux
mois elle s'est aperçue qu'elle avait sur la poitrine des taches rouges qui ont disparu bientôt après. Depuis cette époque, elle aurait
eu des croûtes dans les cheveux, et elle souffre au niveau des organes génitaux externes.

En examinant ces organes, on voit que les grandes lèvres sont
couvertes de plaques muqueuses ; il y a une adénite inguinale caractéristique.

Le ventre est très développé ; il y a manifestement de l'hydramnios ; le fœtus est petit, mobile au milieu du liquide ; on pouvait
percevoir le ballottement céphalique au fond de l'utérus et à
droite.

Pendant les jours qui suivent, la malade éprouve quelques douleurs, mais peu intenses. — Traitement : repos au lit, une pilule
de protoiodure de mercure, 0,01 centigramme.

Les douleurs de l'accouchement apparaissent le 30 juillet, à
à 5 heures du soir, elles persistent toute la nuit. Le 31 juillet, à
9 heures du matin, M. Budin est demandé à la salle d'accouchement pour examiner la malade.

L'orifice du col utérin mesure 0,06 centimètres de diamètre environ, et il est dans cet état depuis plusieurs heures; les parois de
l'utérus sont tellement dures et tendues, qu'on ne peut rien constater par le palper.

M. Budin rompt les membranes qui sont très résistantes ; il s'é-
coule alors une grande quantité de liquide amniotique de couleur
un peu citrine et qui ne présente rien d'anormal; on en recueille
dans un vase 2 litres et demi, et il s'en écoule sur les draps environ 250 grammes.

L'enfant se présentait par le siège : extrémité pelvienne décomplétée, mode des fesses. Quelques contractions utérines surviennent, qui font descendre le siège sur le plancher périnéal, et l'expulsion a lieu rapidement.

Après quelques contractions utérines, expression de l'utérus et expulsion très facile du placenta.

L'enfant, du poids de 1,850 grammes et présentant une longueur de 89 centimètres, fait quelques efforts d'inspiration, mais l'air ne semble pas pénétrer dans la poitrine. L'abdomen est très distendu. L'enfant succombe au bout de deux heures.

Examen du placenta. — Le placenta est épais et par places on peut constater une dégénérescence fibrograisseuse accentuée surtout sur les parties qui confinent aux bords du placenta.

Les membranes ne présentent rien de particulier. Nous avons en vain cherché les vasa propria sous la face profonde de l'amnios.

Fœtus. — Il présente à la plante du pied gauche une bulle de pemphigus qui s'est rompue.

Au niveau du talon du pied droit, pemphigus au début ; œdème généralisé.

Le foie est rouge, légèrement dur ; l'examen histologique ne nous a montré aucune altération appréciable. Le canal de communication entre la veine cave et la veine ombilicale est largement ouvert. Dans le ligament hépatico-phrénique, on voit une grosse veine porte accessoire, gonflée par le sang.

Le péritoine contient de 30 à 40 grammes d'un liquide de couleur citrine : une certaine quantité de ce liquide est également contenue dans l'arrière cavité des épiploons.

Poumon. — Les lobules du poumon sont nettements distincts les uns des autres. Par places, on sent, en pressant l'organe entre les doigts, de petites masses dures, ayant le volume d'une lentille ou celui d'un petit pois. Cette lésion a envahi les deux poumons dans toute leur hauteur.

Nous injectons une solution de bleu de Prusse soluble dans l'artère pulmonaire. Après avoir fait une coupe des poumons, nous pouvons constater à l'œil nu que le liquide à injection pénètre à peine dans les parties indurées.

Examen histologique (voyez pl. V, fig. 2). — On peut voir à l'œil nu, en regardant une préparation, que la lésion est irrégulièrement disposée dans le poumon ; en effet, on voit que des lobules entiers sont atteints, tandis que les voisins restent sains. Ceux-ci apparaissent sur une coupe, sous la forme d'un beau reticulum à travées élégamment disposées et à mailles largement distendues par l'air ; les premiers, au contraire, semblent formés de tissu compact.

Cette disposition de la lésion présente un certain intérêt, ainsi que nous le verrons plus loin.

A l'aide d'un faible grossissement (obj. 1, ocul. 2 Verick), on peut voir que les lobules restés imperméables à l'air sont atteints de pneumonie interstitielle. Les parois des alvéoles sont très larges et semblent remplis d'éléments de nouvelle formation ; on pourra se faire une bonne idée de la lésion en comparant dans la fig. 2, pl. V, le point A, qui est sain, avec le point C, qui représente un lobule malade : on peut suivre sur ce dessin les différents degrés de l'altération pathologique.

Mais ce qui est le plus intéressant dans l'étude de ces préparations, c'est sans aucun doute la distribution différente des vaisseaux dans les parties saines et dans les lobules malades.

Dans les premiers, les vaisseaux sont tellement nombreux dans les parois des alvéoles, qu'il est impossible de les figurer dans un dessin, et sur ce point la figure 2 est au-dessous de la réalité.

Mais pour peu que la pneumonie interstitielle ait commencé, les vaisseaux deviennent plus rares, les canaux artériels sont plus étroits, leurs branches deviennent obturées, si bien que quand la lésion est plus avancée, des travées entières sont privées de vaisseaux sanguins ; à peine çà et là voit-on quelques rares troncs artériels.

On conçoit qu'une semblable lésion puisse amener une stase peut-être assez marquée dans le système de l'artère pulmonaire.

Encéphale. — Hydrocéphalie ventriculaire assez marquée.

OBSERVATION II.

Gommes du poumon chez le fœtus. Hydramnios.

La nommée L..., âgée de 33 ans, entre à la Maternité, pavillon de M. Tarnier, le 20 décembre 1880.

Elle est enceinte pour la cinquième fois.

Il y a deux mois, elle a senti son ventre grossir avec une grande rapidité ; depuis ce moment, elle n'a pas cessé d'éprouver de vives douleurs dans la région de l'abdomen.

Elle accouche le 20 décembre, d'un enfant du poids de 2,300 gr.

Cet enfant, très pâle, se mit à crier quand on l'eut flagellé pendant quelques instânts. Il succomba le lendemain, onze heures après sa naissance.

Placenta. — Il est très étalé et il semble aplati. Il ne présente aucune trace de dégénérence fibreuse.

Les vaisseaux de la face fœtale du placenta sont distendus par le sang et paraissent plus volumineux qu'à l'état normal. Nous n'avons pas pu trouver de capillaires sanguins accollés à la face profonde de l'amnios.

Fœtus :

Foie. — Poids : 150 grammes. Les branches de la veine porte qui se ramifient dans le foie semblent un peu plus dilatées qu'à l'état normal ; en dehors de cette particularité, la glande hépatique est entièrement normale.

Rate. — Volume normal.

Reins. — Rien à signaler.

Cœur. — Poids et dimensions normaux. Le trou de Botal est obturé.

Poumons. — Le poids des deux poumons est de 90 grammes.

On observe sur eux tous les degrés de la syphilis pulmonaire. Après avoir coupé le poumon en deux moitiés latérales, on voit sur bien des points de petites masses grosses comme des grains de chènevis, et ressemblant à des tubercules miliaires.

Sur d'autres places, la lésion paraît diffuse ; enfin, il est des endroits où l'on trouve des masses dont le centre est ramolli et rempli par du pus de couleur jaunâtre.

Nous faisons une injection dans l'autre poumon, en nous servant d'une solution de bleu de Prusse soluble, que nous injectons dans l'artère pulmonaire.

Le liquide pénètre avec facilité. Après avoir fait une coupe de ce poumon, nous voyons que cet organe présente l'aspect suivant (voy. pl. V fig. 1).

Sur bien des points dispersés dans toute l'étendue du poumon, le liquide a à peine pénétré ; d'où une teinte bleuâtre peu marquée. C'est là que se trouve la lésion à son plus faible degré. Sur d'autres points, on trouve des masses dans lesquelles le liquide n'a pas pénétré. Les parties centrales sont complètement privées de vaisseaux, les parties périphériques présentent une teinte bleuâtre à peine marquée.

C'est là le deuxième degré.

Enfin, il y a une de ces masses plus volumineuses que les autres dont le centre est ramolli et rempli de matière caséeuse ayant une coloration jaunâtre.

C'est le troisième degré.

L'examen histologique nous a montré que dans les parties atteintes au 1er degré, il y avait seulement de la pneumonie interstitielle. Les vaisseaux sont peu nombreux dans les parois des alvéoles qui sont très épaissies. C'est ce degré que nous avons figuré pl. I fig. 4.

Dans le 2e degré, la partie est complètement exsangue, les bronches sont obturées, il y a une véritable gomme.

Enfin dans le 3e degré, la gomme a commencé à subir dans ses portions centrales la dégénérescence graisseuse.

Dans ce cas encore, c'est autour des vaisseaux qu'a débuté l'altération, et le premier effet produit est l'obturation des vaisseaux.

Quand cette obturation existe sur une grande étendue, les parties centrales de l'îlot devenu exsangue subissent la dégénérescence caséeuse.

Telles sont les observations les plus nettes que nous ayons recueillies. Nous avons observé un assez grand nombre de fois la syphilis pulmonaire chez des enfants macérés; et même nous pourrions dire, en ne tenant compte que de ces derniers, que les lésions des poumons sont bien plus fréquentes dans le cas de syphilis congénitale que celles du foie.

Mais cela tient probablement aux circonstances particulières dans lesquelles nous observions; car la macération altère bien plus vite le foie que les poumons, si bien que les lésions du premier de ces organes deviennent plus vite méconnaissables que celles du second.

Par contre, il faut se tenir en garde contre les statistiques qui ne porteraient que sur des enfants âgés de plusieurs jours.

En effet, les enfants qui sont atteints de syphilis pulmonaire un peu étendue succombent généralement quelques heures après leur naissance, et les cas de syphilis pulmonaire devront être surtout observés dans les maternités ; tandis que les lésions du foie étant mieux supportées, la mort arrive surtout après que les enfants ont déjà quitté ces établissements.

A côté des faits rapportés plus haut, nous devons rapporter un cas observé par nous, de syphilis pulmonaire chez le fœtus sans hydramnios.

L'enfant était mort et macéré, le lobe inférieur du poumon droit présentait une masse de tissu fibreux grosse comme un œuf de pigeon, dont le centre était rempli par du pus crêmeux, et qui était imperméable aux vaisseaux.

Le reste des poumons était entièrement sain.

La mère était entrée à la Maternité au moment d'accoucher, d'après les renseignements vagues ; il est vrai, qui nous ont été donnés par l'élève sage-femme qui avait assisté à l'accouchement en tout cas, il est douteux qu'il y ait eu exageration de la quantité de liquide amniotique.

Nous n'avons pu interroger directement la mère, mais il n'est pas déraisonnable d'admettre qu'il y ait pu y avoir hydramnios au moment où l'enfant vivait encore, et résorption d'une partie du liquide après la mort de l'enfant.

Quoi qu'il en soit, il serait intéressant d'étudier à l'aide de plus nombreuses observations que celles que nous avons eues à notre disposition, l'influence que peut avoir la syphilis pulmonaire sur la production de l'hydramnios.

Nous croyons que la gêne apportée à la circulation dans ces cas est réelle ; nous pensons que l'interprétation que nous avons donnée des deux faits précédents peut être soutenue, mais nous croyons également qu'il faut tenir grand compte non seulement de la nature de la lésion, mais encore de sa forme.

Dans certains cas, en effet, la maladie atteint seulement un lobe du poumon où l'on trouve des gommes, tandis que les autres lobes sont sains ; tantôt, et ce sont là les faits les plus fréquents, on trouve des noyaux de pneumonie interstitielle dans différents points des deux poumons, mais ils sont bien limités, et la plus grande partie de l'organe est indemne, tantôt enfin, on trouve des gommes à des degrés avancés dans différentes régions du poumon, mais à côté de ces points où la lésion est plus avancée, toutes les autres parties de l'organe sont atteintes à des degrés variables, et il y a pneumonie interstitielle généralisée.

Ce sont ces cas qui, pensons-nous, doivent être les plus favorables à la production d'une gêne de la circulation, bien que la circulation pulmonaire soit peu active chez le fœtus.

Il serait donc désirable que de nouvelles observations détaillées, et avec examens histologiques, fussent publiées pour résoudre ce dernier point.

A part les réserves que nous avons faites sur l'influence que pourrait avoir la syphilis pulmonaire, nous pensons que les observations qui précèdent ne peuvent

laisser aucun doute sur la réalité du processus que
nous indiquons ; elles confirmeront, nous l'espérons
tout au moins, la proposition que nous avons donnée au
commencement de cet article, et qui, au premier abord,
aurait pu paraître hasardée.

Remarquons enfin que ces faits pathologiques, et les
expériences dont nous avons fait l'exposé dans la première partie de notre travail, se confirment mutuelle-
ment.

L'HYDRAMNIOS PEUT-ELLE ETRE DUE A UNE ALTÉRATION DE L'AMNIOS.

Dans un récent mémoire, M. Sentex (1) a rapporté 8 observations, dont une lui est personnelle, desquelles il lui semble résulter que l'hydramnios pourrait être, dans certains cas rares, le résultat d'une amniotite. L'hydramnios, dans ces cas, se développerait avec une très-grande rapidité : comme cause, elle reconnaîtrait un traumatisme ; dans un fait, l'amniotite se serait développée à la suite d'un refroidissement « comme une pleurésie » ; elle pourrait, dans certains cas, naître spontanément.

« Dans deux cas, dit M. Sentex, la phlegmasie a été assez intense pour produire même du pus ; et dans tous les autres, on a pu constater des lésions dont la nature inflammatoire me paraît bien démontrée : tels sont l'opacité et l'épaississement des membranes qui, dans certains cas, avaient triplé de volume ; leur vascularisation très manifeste, la présence sur certains points de leur étendue de véritables suffusions sanguines ; la production à la surface interne de l'amnios de produits plastiques, ressemblant tout à fait aux fausses membranes pleurétiques ; l'adhérence intime du chorion et de

(1) Société médicale du Nord de la France, 1872.

l'amnios, et l'existence entre ces deux membranes, ordinairement si faciles à séparer, d'adhérences assez solides pour qu'il fût très difficile de les séparer l'une de l'autre. »

Nous avouons que les observations citées par cet auteur n'ont pas entraîné complètement notre conviction; car, si M. Sentex a fait, dans un cas, l'examen histologique des fausses membranes, situées à la surface de l'amnios, il n'a pas fait d'examen microscopique des membranes elles-mêmes.

Peut-être, dans ces faits, les fausses membranes n'étaient-elles pas autre chose que des flocons albumineux qui s'étaient déposés à la surface de l'amnios.

Nous n'avons jamais observé sur la femme de cas analogues à ceux décrits par Sentex : nous avons pensé cependant que l'opinion de cet auteur méritait d'être vérifiée par la méthode expérimentale.

Nous avons donc entrepris une série d'expériences dans le but de produire de l'amniotite. Pour cela, nous avons, chez trois lapines pleines, injecté de la cantharidine dans la cavité de l'amnios; nous espérions ainsi pouvoir produire une inflammation rapide de cette membrane, que nous aurions pu étudier à l'aide du microscope, et nous pensions que peut-être nous pourrions voir se produire de l'hydramnios.

Dans nos trois expériences, les lapines ont mis bas quelques instants après l'opération; mais nous ne savons encore si nous avons été sous le coup d'une mauvaise chance, ou bien si la cantharidine excitait particulièrement les contractions utérines.

Nous ne pouvons donc donner aucune conclusion ;

nous pensons, néanmoins, que ces expériences mériteraient d'être reprises : en variant la matière du corps irritant et en opérant sur d'autres animaux que les lapines; nous ne doutons pas que l'on arrive à un résultat précis qui permette de juger la question.

PEUT-ON DANS CERTAINS CAS ATTRIBUER LA PRODUCTION DE L'HYDRAMNIOS A DES TROUBLES CIRCULATOIRES EXISTANT DANS L'ORGANISME MATERNEL?

Nous avons vu, dans la première partie de ce mémoire, que les liquides peuvent facilement passer de l'organisme maternel dans la cavité de l'amnios. Nous avons ajouté que le résultat de nos expériences était peut-être dû à ce qu'avec notre injection nous augmentions la pression du sang dans les vaisseaux maternels.

On peut se demander si un résultat semblable ne peut pas être obtenu quand, à la suite d'une maladie des reins, le sang de la mère tend à s'exosmoser plus facilement à travers les parois vasculaires; ou bien quand, pour une cause quelconque, la pression à laquelle se trouve soumis le sang dans les veines utérines se trouve augmentée.

On sait que fréquemment l'hydramnios coïncide avec l'œdème et l'ascite de la mère; de nombreuses observations ont été publiées qui ne laissent aucun doute sur l'influence de cette cause.

A priori, on est tenté d'interpréter ces faits dans le sens qui vient d'être signalé plus haut.

Cependant je dois dire que dans ces derniers temps une explication toute différente a été donnée.

On a dit (1), que si dans le cas d'hydropisie de la mère on voit se produire de l'hydramnios, cela tient à ce que l'hydrémie n'existe pas seulement chez la mère, mais encore chez le fœtus et que par suite le sang fœtal a une grande tendance à s'échapper hors des vaisseaux ; une transsudation abondante se ferait à travers les parois de la veine ombilicale, non plus ici par suite d'une tension trop grande du sang, mais par excès de fluidité de ce liquide.

Une telle théorie peut paraître séduisante au premier abord ; mais on conçoit que si elle est vraie, si la fluidité du sang est telle qu'elle suffise pour amener une exosmose exagérée à travers l'amnios, sans qu'il soit nécessaire d'une augmentation de tension du sang, un semblable résultat doit être produit dans tout l'organisme fœtal ; et on doit voir naître un œdème généralisé du fœtus, de l'œdème du placenta et des membranes ; absolument comme chez l'adulte, on voit dans les cas d'hydrémie grave, se produire un œdème généralisé en même temps que des épanchements liquides dans diverses séreuses.

Pendant mon internat, je n'ai vu aucun cas d'hydramnios chez des femmes brightiques et atteintes d'œdème généralisé.

Mais en parcourant les registres de la Maternité, et les journaux de ces dix dernières années, j'ai trouvé un certain nombre d'observations dans lesquelles il est rapporté que l'enfant est né vivant sans œdème, et a bien vécu.

(1) Voy. Gusserow, t. III, Arch. fur Gynæk.

La théorie que nous venons d'exposer est donc loin de s'adapter à tous les cas, je dirai même à l'immense majorité des faits que l'on observe.

Il est cependant quelques faits exceptionnels qui lui donnent un certain appui ou tout au moins qui montrent qu'elle ne doit pas être rejetée, sans qu'il ait été fait de nouvelles recherches.

Au mois d'avril de cette année, M. le Dr Sänger a présenté à la Société de gynécologie de Leipzig un fait des plus intéressants, mais aussi des plus rares.

Il avait été appelé auprès d'une femme albuminurique, présentant un œdème généralisé très intense, et atteinte d'une rétinite albuminurique.

Cette femme venait d'accoucher, et avait perdu une quantité d'eau extrêmement considérable.

L'enfant vint au monde mort, mais la sage femme qui avait assisté à l'accouchement affirme avoir entendu les bruits du cœur fœtal pendant le travail.

Le fœtus et ses annexes présentaient un œdème généralisé. M. Sänger a bien voulu nous montrer les pièces anatomiques de ce fœtus, dont il venait de faire l'autopsie; voici les quelques notes que nous avons recueillies.

Fœtus arrivé à la trentième semaine environ; il est long de 41 centimètres, son poids est de 2,200 grammes.

Le corps tout entier est *très œdématié*; seul le bras gauche est indemne. Cette particularité tient à ce que pendant l'accouchement, il s'est produit une plaie au côté gauche du cou, et que toute la sérosité qui se trouvait dans le tissu cellulaire du bras gauche s'est écoulée par l'ouverture ainsi faite.

Il y a un hydrothorax double, de l'hydropéricarde.

L'enfant a une ascite considérable, le poids du liquide qui a été recueilli est de 450 grammes. Le liquide asci-tique est de couleur brun sombre; celui qui se trouve contenu dans le péricarde est jaune clair. La rate est grosse, le foie normal. Les reins à la coupe présentent quelques ecchymoses.

La mère est syphilitique.

Annexes du fœtus. — Le placenta est très œdématié; il pèse avec les membranes 900 grammes. Les membra-nes sont tellement œdématiées que la face fœtale du pla-centa semble être recouverte par une couche épaisse de gelée claire dans laquelle sont plongés les vaisseaux.

Le cordon est très œdématié. On voit, sur tout son trajet, le liquide être épanché sous l'amnios en suivant très nettement les parois de la veine.

L'examen histologique des différents viscères du fœtus a dû être fait.

Comment expliquer ce cas, si on n'admet pas chez le fœtus un processus analogue à celui qui chez la mère produit un œdème généralisé à la suite d'un mal de Bright? J'ajouterai que Klebs (1) a rapporté un cas ana-logue dans lequel il y avait œdème généralisé du pla-centa et du fœtus, dont les vaisseaux étaient gorgés de globules blancs. Klebs crut devoir admettre l'exis-tence d'une leucémie fœtale.

(1) Ueber Hydrops der Neugeborenen. Prager medicinische Wochen-schrift, 1878, nº 49.

Quoi qu'il en soit, ces faits doivent être considérés comme très rares. Nous pourrons dire, en concluant, que dans le cas d'œdème généralisé chez la mère, à la suite du mal de Bright, il est possible que *l'hydramnios soit dû, dans quelques cas, à des altérations du sang du fœtus.*

Mais nous croyons que le plus souvent il n'en est pas ainsi, et qu'il y a *exosmose des parties liquides du sang de la mère, dans la cavité de l'amnios.*

VI

Nous venons de passer en revue la pathogénie de l'hydramnios; et dans l'étude à laquelle nous venons de nous livrer, nous avons pu voir de combien d'obscurités étaient encore enveloppées la plupart des questions que le sujet soulevait. Nous avons essayé d'indiquer dans toutes les théories qui ont été émises les points faibles et défectueux.

Nous ne reviendrons plus sur les conclusions que nous avons données à la fin de chacun des articles qui précèdent, mais nous croyons devoir maintenant envisager la pathogénie de l'hydramnios, en nous plaçant à un autre point de vue.

Quand on parcourt les statistiques des cas d'hydramnios, on trouve trois causes qui semblent être particulièrement prédisposantes :

1° La grossesse gémellaire ;

2° La syphilis ;

3° L'existence de malformations chez le fœtus.

Nous allons rapidement examiner comment peuvent agir ces différentes causes.

1° *La grossesse gémellaire*. — Nous n'avons observé qu'un seul cas d'hydramnios coïncidant avec une grossesse gémellaire. Dans ce cas, il y avait deux œufs et deux placentas; l'hydramnios existait seulement dans le deuxième œuf.

Les deux enfants vinrent au monde vivants, et quand leur mère sortit de la Maternité, ils étaient tous deux bien portants. Nous ne savons guère pourquoi il y a assez souvent hydramnios dans le cas de grossesse gémellaire ; on a prétendu (1) que lorsque l'hydramnios existait dans un seul œuf, il y avait toujours gêne de la circulation, compression de la veine du cordon, etc., à la suite d'une malformation. C'est une théorie qui ne s'adapte pas à tous les cas.

Frankenhauser admet qu'il faut qu'il y ait un seul placenta et communication entre les vaisseaux des deux fœtus. Mais nous avons vu un cas où il y avait hydramnios et deux œufs bien distincts avec deux placentas.

En réalité, on ne sait rien de précis sur cette question.

Quand il y a hydramnios dans un cas de grossesse gémellaire, il arrive souvent que l'on trouve sur un fœtus des lésions qui expliquent l'apparition de cette complication, mais il est des cas où les examens les plus minutieux ne donnent que des résultats négatifs ; dans ces cas doit-on accuser l'influence de la circulation d'un des fœtus sur celle du second ? Il vaut mieux avouer notre ignorance que d'ébaucher une théorie sans fondement.

2° *Quels sont les rapports qui existent entre la syphilis et l'hydramnios ?*

Jusqu'à présent, ils ont été plutôt pressentis que démontrés ; sans doute, on a rapporté beaucoup d'observations dans lesquelles était notée la coïncidence de la syphilis et de l'hydramnios, mais on n'a pas encore cher-

(1) Sallinger. Loc. cit.

ché à préciser dans quelles limites la première avait une influence pathogénique et pouvait produire la seconde.

Nous croyons pouvoir, à l'aide des observations qui précèdent, jeter un peu de lumière sur cette question, dont l'importance au point de vue pratique ne peut échapper à personne.

Tout d'abord, il faut remarquer que toutes les femmes syphilitiques n'ont pas d'hydramnios quand elles deviennent enceintes; nous dirons même que cette complication de la grossesse est assez rare à certaines périodes de l'évolution de la diathèse syphilitique. Quand nous étions interne à l'hôpital de Lourcine, nous avons assisté un certain nombre de femmes syphilitiques pendant leur accouchement, et nous n'avons pas observé un seul cas d'hydramnios.

Or, presque toutes les femmes qui viennent accoucher à l'hôpital de Lourcine, et qui sont syphilitiques, sont atteintes d'une syphilis récente, car on retrouve presque toujours l'accident initial. Aussi est-il rare de trouver chez les fœtus de la syphilis viscérale.

En compulsant toutes les observations que nous avons recueillies, le fait suivant nous a frappé : jamais nous n'avons rencontré l'hydramnios chez une femme syphilitique, quand il n'y avait pas de la syphilis fœtale.

Mais cela ne suffit pas encore, car on peut trouver des enfants morts et macérés présentant des altérations des os attribuables à la syphilis, enfants qui sont par conséquent infectés. Cependant on ne trouve pas d'hydramnios pendant la grossesse.

Pour qu'il y ait hydramnios, il ne suffit donc pas qu'il y ait infection du fœtus.

Si on veut bien jeter un coup d'œil sur les observations qui précèdent, que voit-on ? Dans tous les cas où il y avait en même temps syphilis et hydramnios, le fœtus était atteint de lésions viscérales qui avaient pour effet d'amener une stase dans la veine ombilicale, et par suite l'hydramnios.

Nous formulerons ainsi notre conclusion :

Pour qu'il y ait hydramnios dans les cas dont nous nous occupons, il *faut que le fœtus ou ses annexes soient atteints de lésions qui aient pour effet d'entraver la circulation dans le système de la veine ombilicale.*

Notre conclusion pourra peut-être paraître trop absolue, et on nous citera des cas dans lesquels il y a eu hydramnios chez une femme syphilitique, sans que cependant on trouve chez le fœtus aucune trace de syphilis viscérale.

Nous allons répondre à cette objection.

1° Chez une femme syphilitique qui est atteinte du mal de Bright, avec œdème généralisé, on peut voir se produire l'hydramnios au même titre que chez une autre femme non syphilitique, mais atteinte du mal de Bright : cela est évident, mais nous n'avons pas là l'hydramnios syphilitique.

2° Chez une femme syphilitique, il y a eu de l'hydramnios ; l'enfant est venu au monde mort et macéré, l'autopsie a été faite ; on n'a rien trouvé dans les viscères, l'enfant étant seulement atteint de syphilis osseuse.

Ces cas ne peuvent rien prouver. En effet, nous avons pu nous assurer que, même dans les cas où il y avait pendant la vie une hépatite diffuse avec hypertrophie du foie, quand l'enfant est mort depuis plus de huit à dix jours, on ne trouve plus trace de la lésion, seule la rate reste volumineuse pendant quelque temps après la mort. Quand on trouve chez un enfant mort-né une rate hypertrophiée, il faut toujours songer à la possibilité d'une syphilis hépatique.

De toutes les causes capables de produire des troubles de la circulation dans la veine ombilicale, et par suite l'hydramnios, la syphilis viscérale est la plus fréquente.

Aussi quand nous voyons une femme syphilitique être atteinte d'hydramnios pendant la grossesse, *nous devons porter un pronostic défavorable pour l'enfant ; surtout si nous voyons cette complication se développer rapidement vers le quatrième, cinquième ou sixième mois*, c'est-à-dire au moment où les lésions viscérales du fœtus sont le plus souvent en pleine évolution.

Quand chez une femme ne présentant pas de signes de la syphilis, nous voyons l'hydramnios apparaître vers le milieu de la grossesse, assez rapidement ; il ne faudrait pas songer tout d'abord à une malformation du fœtus car, dans ces cas, l'exagération de la quantité de liquide amniotique existe généralement depuis le début de la grossesse ; il faut songer en première ligne à une lésion pathologique survenant du côté de l'organisme fœtal, et venant entraver la circulation dans la veine ombilicale ; il est très probable que cette lésion est de nature syphilitique.

3₀ *Malformations fœtales.* — Quand le fœtus est malformé, il arrive très fréquemment que l'on voit se produire de l'hydramnios.

Bar.   12

Dans un certain nombre de cas, l'autopsie montre qu'outre les malformations extérieures, il existe des modifications des viscères et des vaisseaux qui permettent d'attribuer à un excès de la tension du sang dans la veine ombilicale, la production de l'hydramnios.

Mais le plus souvent l'autopsie ne donne que des résultats négatifs. C'est là du moins ce que nous avons observé en faisant avec soin l'autopsie de deux monstres qui étaient nés avec de l'hydramnios.

Le premier de ces monstres était un pseudencéphale. La quantité de liquide qui s'était écoulé pendant l'accouchement pouvait être évaluée à 4 litres. Le placenta et les membranes étaient normaux ; l'amnios présentait partout son épithélium intact et ne paraissait pas altéré.

En dehors de la pseudencéphalie, nous n'avons trouvé aucune lésion, ni malformation fœtale.

Le second monstre nous a été donné par M. Budin, qui nous a procuré les renseignements suivants sur la mère.

« Mme X... accouche le 1ᵉʳ avril, un peu avant terme, elle a son retour de couches le 7 mai. Depuis ce moment les règles n'ont pas reparu, si bien qu'elle se demande si elle ne serait pas enceinte.

Un examen rapide permet au Dʳ Budin de reconnaître que l'utérus est un peu plus gros qu'à l'état normal ; mais il est impossible de formuler un diagnostic.

Rien de nouveau jusqu'à la fin du mois de juillet.

A ce moment, la malade est de nouveau examinée. Depuis quinze jours ou trois semaines, elle se plaignait de nausées, de malaise général ; elle n'avait pas été réglée. Au toucher, l'utérus ne paraît pas augmenté de volume depuis le dernier examen ; en tous cas, il n'a pas le volume qu'il devrait avoir si la grossesse datait de deux mois et demi. La grossesse paraît donc peu probable.

Mme X... va aux eaux, elle reste toujours maladive ; à son retour, le 27 septembre elle expulse un petit fœtus monstrueux. Il s'est écoulé une quantité d'eau très considérable qui a traversé le matelas. »

Nous n'avons eu à notre disposition que le fœtus qui était long de 12 centimètres ; il devait être rangé dans la classe des monstres sirenomèles (Geoffroy Saint-Hilaire). Il présentait en outre une hydrocéphalie intraventriculaire très manifeste, mais nous n'avons pas pu trouver d'autres malformations.

Dans ces cas, quelle peut être la cause de l'hydramnios ?

Peut-on accuser la malformation antérieure ? En d'autres termes, étions-nous en droit de dire, par exemple, que la présence de l'anencéphalie dans le premier cas était la cause directe de l'hydramnios ? Nous ne le pensons pas. En effet, on trouve l'hydramnios avec toutes les variétés de monstruosités, aussi bien avec l'hydrocéphalie qu'avec l'anencéphalie, aussi bien avec le bec-de-lièvre qu'avec les montruosités les plus étendues.

De plus, on voit des cas d'anencéphalie, d'hydrocéphalie, etc., sans hydramnios.

En un mot, rien n'est plus obscur que cette question, et il est peu probable qu'on puisse la résoudre de longtemps.

Cependant, il est une donnée assez intéressante qui pourrait servir de jalon dans les recherches qui seraient faites sur ce sujet.

Nous voulons faire allusion ici aux magnifiques recherches entreprises par M. Dareste sur la production
artificielle des monstruosités.

Cet auteur a pu produire un certain nombre de mons-
eruosités, et plus particulièrement l'hydropisie embryonnaire, en provoquant un arrêt de développement des
îloj du sang.

Il a vu ce fait des plus curieux ; quand l'amnios est
ttsalement fermée, si les îles du sang sont oblitérées, on
voit se produire en même temps une hydropisie partielle
ou totale de l'embryon, et une hydropisie de l'amnios.

De ces recherches, il semblerait donc résulter que
l'hydramnios n'est pas la conséquence des monstruosités, mais que comme la monstruosité elle-même, elle
peut être le résultat de l'action d'une cause supérieure :
la lésion des îles vasculaires.

Cependant si cette interprétation peut être acceptée
dans quelques cas, comme certaines variétés d'hydrocéphalie et d'anencéphalie; si ces notions peuvent être appli-
quées, d'une manière encore plus étroite, au cas de pseudencéphalie auquel nous faisons allusion plus haut, elles
ne pourraient servir pour expliquer la coïncidence de
l'hydramnios et de la plupart des monstruosités.

Certaines de celles-ci sont le résultat de la compression exercée sur une partie fœtale par l'amnios qui peut
alors contracter des adhérences plus ou moins intimes
avec cette dernière. Peut-on accuser dans ces cas comme
cause de l'hydramnios une lésion de la membrane amniotique ?

Nous ne savons rien de précis sur ce point.

RESUMÉ

Nous avons, à la fin de chacun des chapitres précédents, formulé nettement les conclusions que nous avons cru pouvoir tirer des faits que nous avons observés. Nous pensons qu'il est inutile de les exposer ici sous forme de propositions ; nous résumerons cependant, en quelques lignes, la marche que nous avons suivie dans cette étude.

Dans la première partie de notre thèse, nous avons étudié les origines du liquide amniotique.

1° En nous appuyant sur des observations anatomiques, pathologiques et sur des expériences, nous avons montré que la sécrétion et l'excrétion urinaires existent pendant la vie intra-utérine.

2° Nous avons vu que rien ne nous autorisait à affirmer que le liquide amniotique fût un produit de sécrétion de la peau fœtale ; on ne peut donner aucune conclusion pour ou contre ; et cette question doit être considérée comme étant encore à l'étude.

3° Le liquide amniotique peut-il être produit par la transsudation des parties liquides du sang fœtal à travers l'amnios ?

Après avoir exposé les travaux de Jungbluth de Sallinger, etc, après avoir rapporté nos recherches personnelles, nous croyons pouvoir nous prononcer pour l'affirmative.

4° Il serait intéressant de rechercher si le liquide amniotique ne pourrait pas être considéré comme un produit de sécrétion de l'amnios,

5º Nous avons démontré que les liquides contenus dans les vaisseaux maternels pouvaient transsuder à travers les membranes de l'œuf, sans traverser le placenta, ni la circulation fœtale.

6º Nous avons montré que le liquide amniotique, une fois formé, pouvait être résorbé et passer à travers les membranes de l'œuf dans l'organisme maternel.

Dans la seconde partie de notre thèse, nous avons étudié les causes de l'hydramnios :

1º Nous avons vu qu'on ne savait pas si l'hydramnios pouvait être due à une augmentation de la sécrétion urinaire du fœtus.

2º Il faudrait de nouvelles recherches pour déterminer l'influence pathogénique des affections cutanées dont peut être atteint le fœtus.

3º Nous avons vu qu'il existait des faits dans lesquels on pouvait attribuer la formation de l'hydramnios à des troubles de la circulation fœtale ayant pour conséquence une exagération de la pression du sang dans le système de la veine ombilicale.

4º Nous avons montré comment pouvaient être interprétés les faits dans lesquels on voyait se produire de l'hydramnios quand il y avait des troubles circulatoires dans l'organisme maternel.

5º Nous avons vu que l'existence de l'amniotite comme cause de l'hydramnios n'était pas suffisamment démontrée.

Enfin, nous avons essayé de préciser en quelques lignes, l'influence pathogénique de la grossesse gémellaire, de la syphilis et des malformations fœtales.

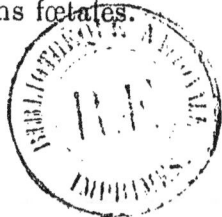

PLANCHE I.

FIGURE 1.

Tubes urinifères dans lesquels se trouvent des infarctus uratiques.

a. Matière pulvérulente dans l'intérieur des tubes urinifères.

b. Cylindre de petit diamètre qui s'est détaché des tubes urinifères de la substance corticale et qui est venu s'arrêter dans les tubes variqueux de la substance médullaire.

c. L'épithélium des tubes urinifères. On remarquera l'état variqueux de ces tubes ; dans les portions rétrécies, on voit de face l'épithélium pariétal.

FIGURE 2.

Un point de la préparation précédente, mais vu à un fort grossissement.

a. Dépôts uratiques.

b. Cylindre. Ce cylindre est composé dans ses parties centrales, de matière pulvérulente ; à la périphérie, il se trouve recouvert de cellules épithéliales. On remarquera que la partie du tube urinifère dans laquelle s'est arrêté le cylindre, a conservé son épithélium.

La portion dessinée dans cette figure, est celle qui dans la figure 1 correspond au point où est placée la lettre *b.*

FIGURE 3.

(Voyez dans le texte, p. 32, expérience destinée à prouver l'énergie de la sécrétion urinaire.

La figure 3 représente quelques tubes urinifères coupés transversalement :

b. L'épithélium est imprégné de bleu de prusse.

a. Un tube dans la lumière duquel se trouve du bleu de Prusse.

FIGURE 4.

Pneumonie interstitielle chez le fœtus.

(Cette figure est destinée à montrer la disposition des vaisseaux).

a, b. Branches de l'artère pulmonaire.

c. Bronches.

Le tissu des parois alvéolaires est constitué d'éléments embryonnaires. Dans les parties qui sont les plus épaisses il n'y a pas de vaisseaux. (Voy. aussi planche V.)

Fig. I

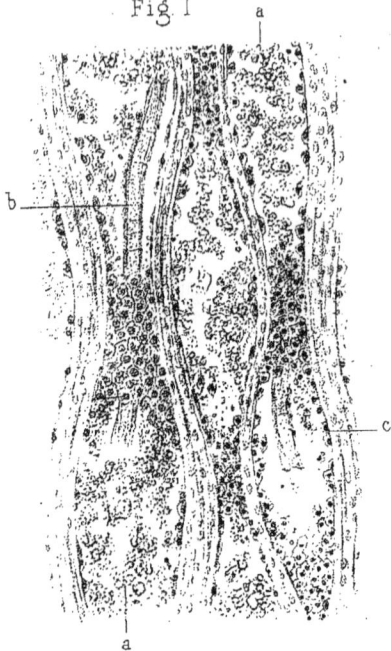

Fig. III

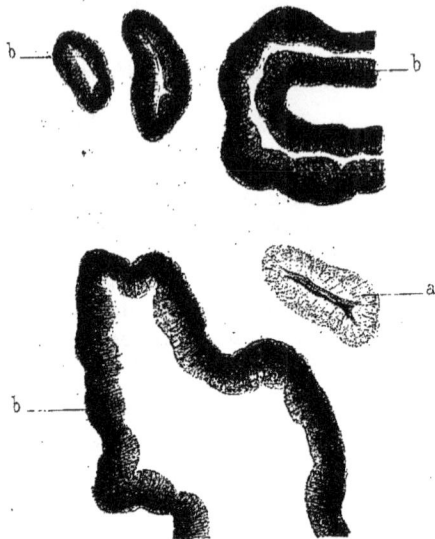

Fig. II

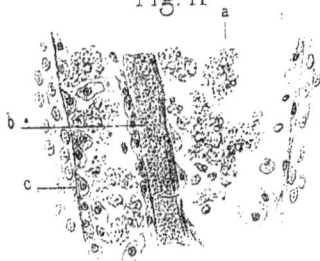

Fig. IV

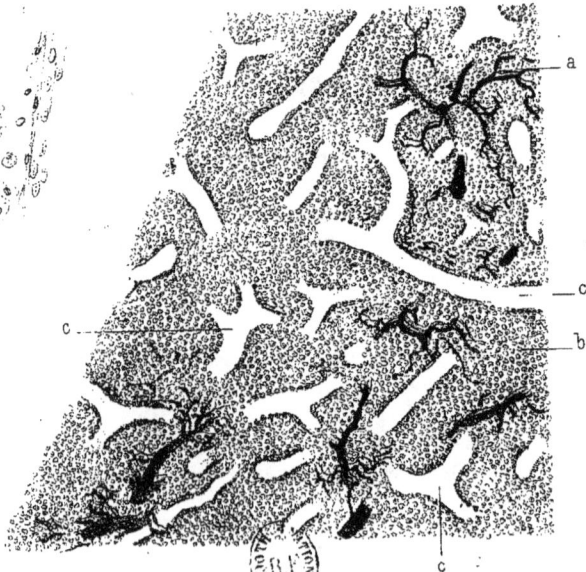

A. Karmanski ad. nat. del. & lith.   Imp. Lemercier & Cie Paris

PLANCHE II.

Figure 1.

Réseau lacunaire lymphatique du cordon ombilical.
(Voy. expérience, p. 61).

Le tissu du cordon n'est pas coloré ; et il est impossible de distinguer autre chose que le réseau bleu qui forme des mailles plus petites vers les parties centrales du cordon *b*, que vers les parties périphériques *a*. (Grossissement, objectif 1, oculaire 2. Verick.)

Figure 2.

La préparation figurée ici avait été fixée avec l'acide osmique :
Les lignes bieues qui représentent les espaces lymphatiques dans lesquels s'est engagé le ferro-cyanure de potassium pour passer de la veine ombilicale dans la cavité de l'amnios. On voit que les espaces lymphatiques sont situés sur la partie moyenne des travées du cordon. (Grossissement comme dans la figure 1).
a. Espaces entourés par les travées et remplis de substance colloïde.
b. Travées fibreuses.
c. Espaces lymphatiques.

Figure 3.

Un des espaces lymphatiques, vu à un fort grossissement.
(Oculaire 2, obj. 8. Verick).

Figure 4.

Voy. p. 64. Coupe de l'amnios et d'une partie du chorion.
(Oculaire 2, objectif 1. Verick).
a. Amnios.
c. Chorion.
d. Villosité choriaie atrophiée.
v. Vaisseau largement ouvert situé sous l'amnios, mais dans le chorion.

Fig.I

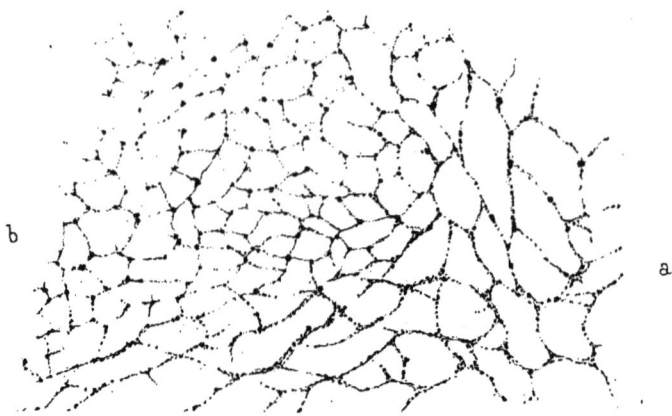

Fig.II

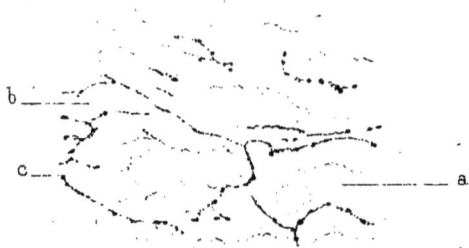

Fig.III

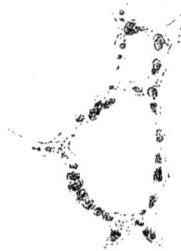

Fig.IV

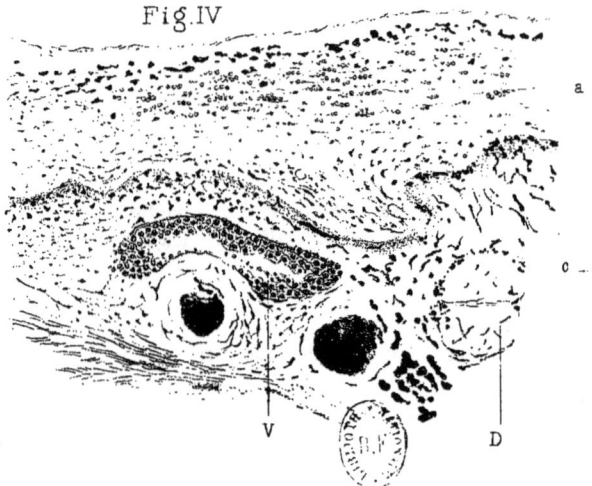

A. Karmanski ad. nat. del. & lith.   Imp. Lemercier & C.ie Paris

PLANCHE III.

FIGURE 1.

(Voyez p. 134). Cirrhose du foie d'origine syphilitique
chez un fœtus.

FIGURE 2.

(Voyez expérience, p. 76). De la transsudation à travers les interstices
qui séparent les cellules de l'amnios. Expérience faite sur une
lapine.

FIGURE 3.

Amnios humain. (Voyez l'expérience rapportée, p. 64.)

Les cellules épithéliales sont fixées par l'acide osmique. Le ferrocyanure de potassium transsude à travers l'amnios en passant dans
le cément intercellulaire du revêtement épithélial de cette membrane.

FIGURE 4.

Epithélium stratifié du cordon ombilical.

Fig.1

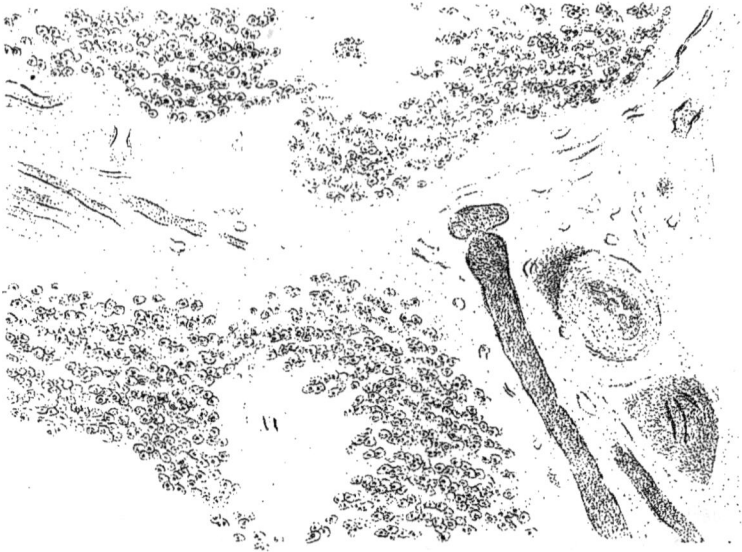

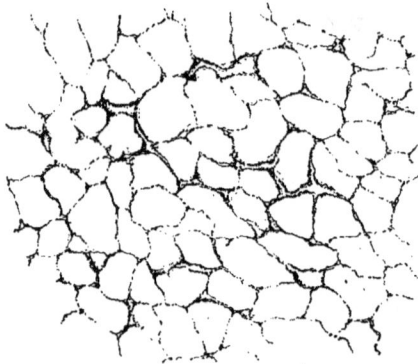

Fig.II

Fig.III

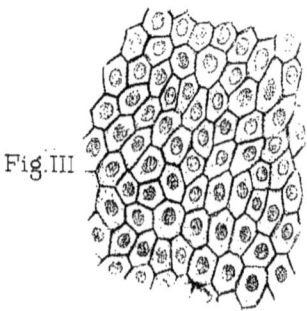

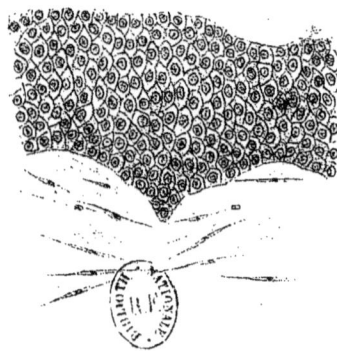

Fig.IV

A.Karmanski ad. nat. del. & lith   Imp. Lemercier & C⁹ Paris

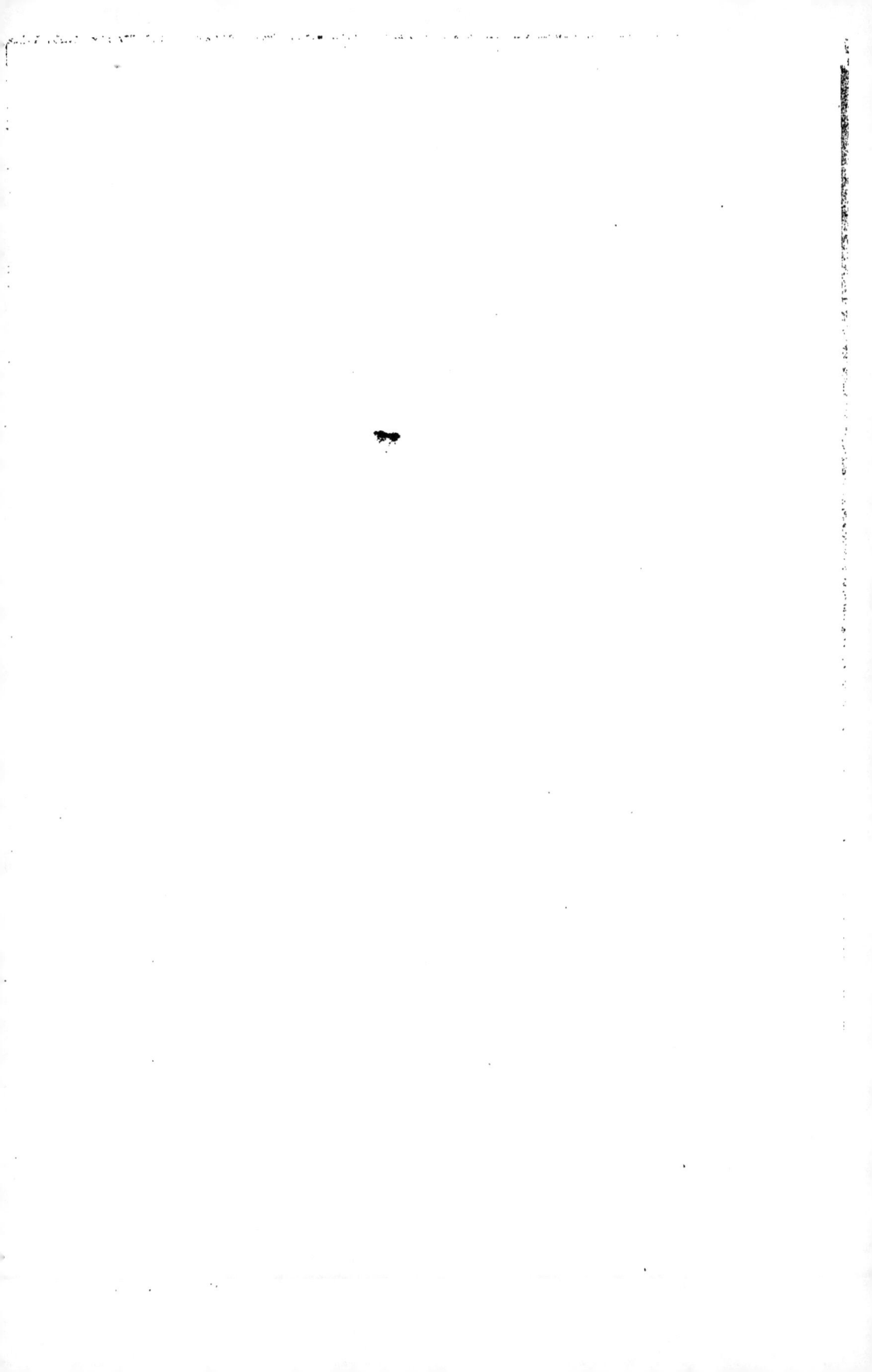

PLANCHE IV,

FIGURE 1.

Cœur du nouveau-né.

On voit la paroi interauriculaire, sur le côté gauche de la figure, on voit le point où se trouvait le trou de Botal, qui est tout à fait oblitéré.

FIGURE 2.

(Voyez observation, p. 154).

Le trou de Botal est largement ouvert. (Cette figure est un peu plus petite que nature).

Fig. I

Pl. IV.

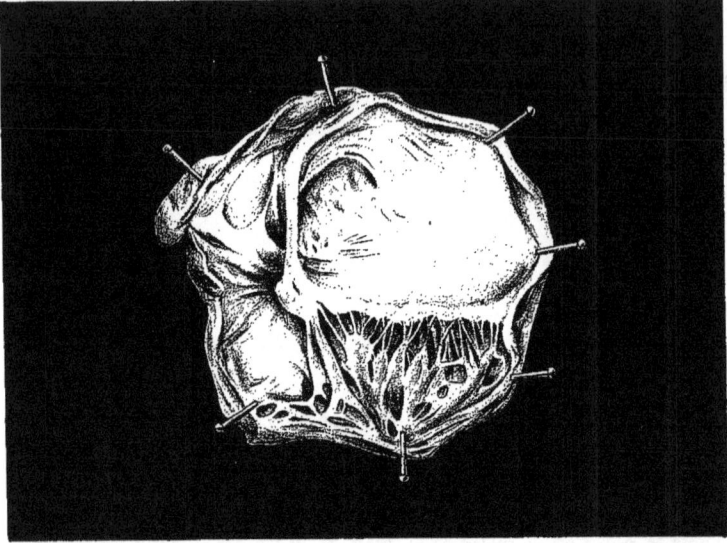

Fig. II

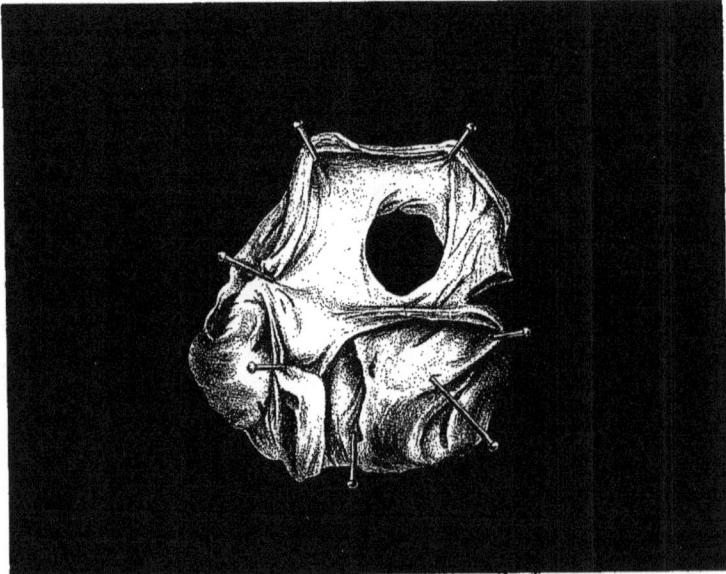

PLANCHE V.

FIGURE 1.

Poumon syphilitique chez un fœtus (Voyez observation, p. 161).
Injection de bleu de Prusse dans l'artère pulmonaire.

a. Gomme au début. Les parties centrales sont blanches, privées de vaisseaux. A la périphérie, est une zone bleu claire, dans laquelle il y a de la pneumonie interstitielle; les branches de l'artère pulmonaire en partie atrophiées sont moins nombreuses que dans les points normaux colorés en bleu foncé. Les parties centrales du poumon qui ont une teinte très foncée sont normales.

b b. b. Gommes avancées à différentes périodes de leur développement. Leurs parties centrales sont privées de vaisseaux. On voit autour de ces points, une auréole de pneumonie interstitielle accentuée surtout dans la gomme qui est la plus élevée de ces trois dernières.

B. Noyaux de pneumonie interstitielle. Les branches de l'artère pulmonaire sont moins nombreuses qu'à l'état normal; on voit un grand nombre de points analogues sur cette coupe. C'est le premier degré de la lésion syphilitique.

FIGURE 2.

Pneumonie interstitielle (Voyez l'observation, p. 159).

A. Lobule en grande partie sain. Les branches de l'artère pulmonaire représentées par les lignes bleues sont très nombreuses.

B. Lobule plus malade. Dans tous les points où les parois des alvéoles sont épaissies, les vaisseaux sont moins nombreux.

C. Lobule très malade, à peine quelques branches de l'artère pulmonaire.

FIGURE 3.

Coupe d'un cordon atteint de varice de la veine ombilicale.
(Voy. l'observation, p. 131).

On peut comparer le calibre de la veine ombilicale très élargie avec celui des deux artères.

Fig. 1

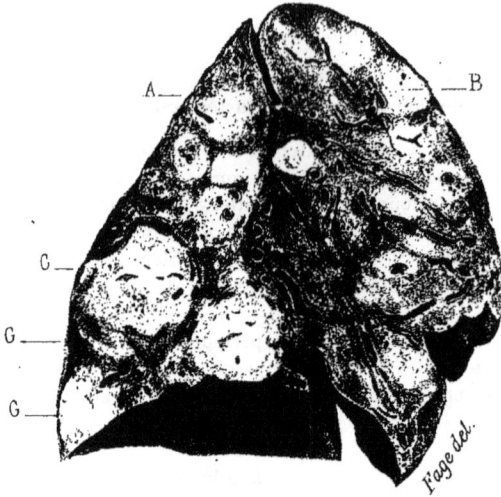

A

B

C

G

G

Page del.

Fig. III

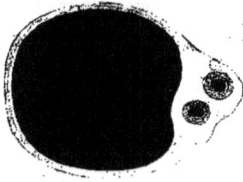

Fig. II

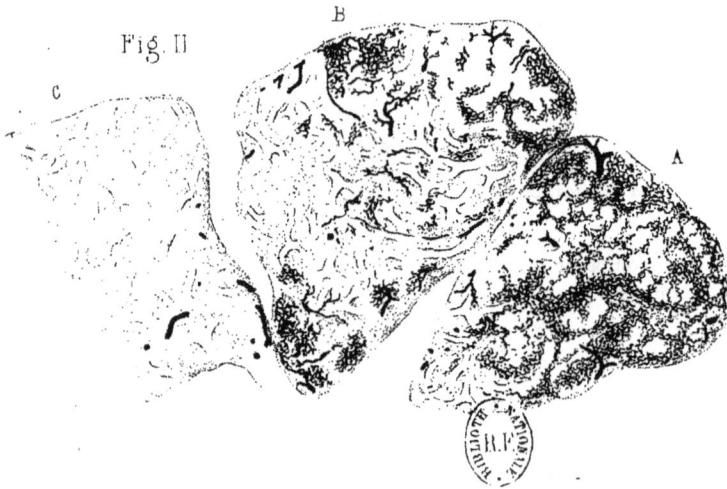

B

C

A

A Karmanski ad nat del. & lith.

Imp Lemercier & C⁰ Paris

TABLE DES MATIÈRES

Bar. 13

DEUXIÈME SECTION.

SECONDE PARTIE

Des causes de l'hydramnios.

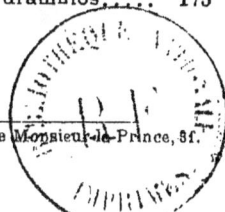

Paris. — A. PARENT, imprimeur de la Faculté de médecine, rue Monsieur-le-Prince, 3f.
A. DAVY, successeur.